大展好書　好書大展

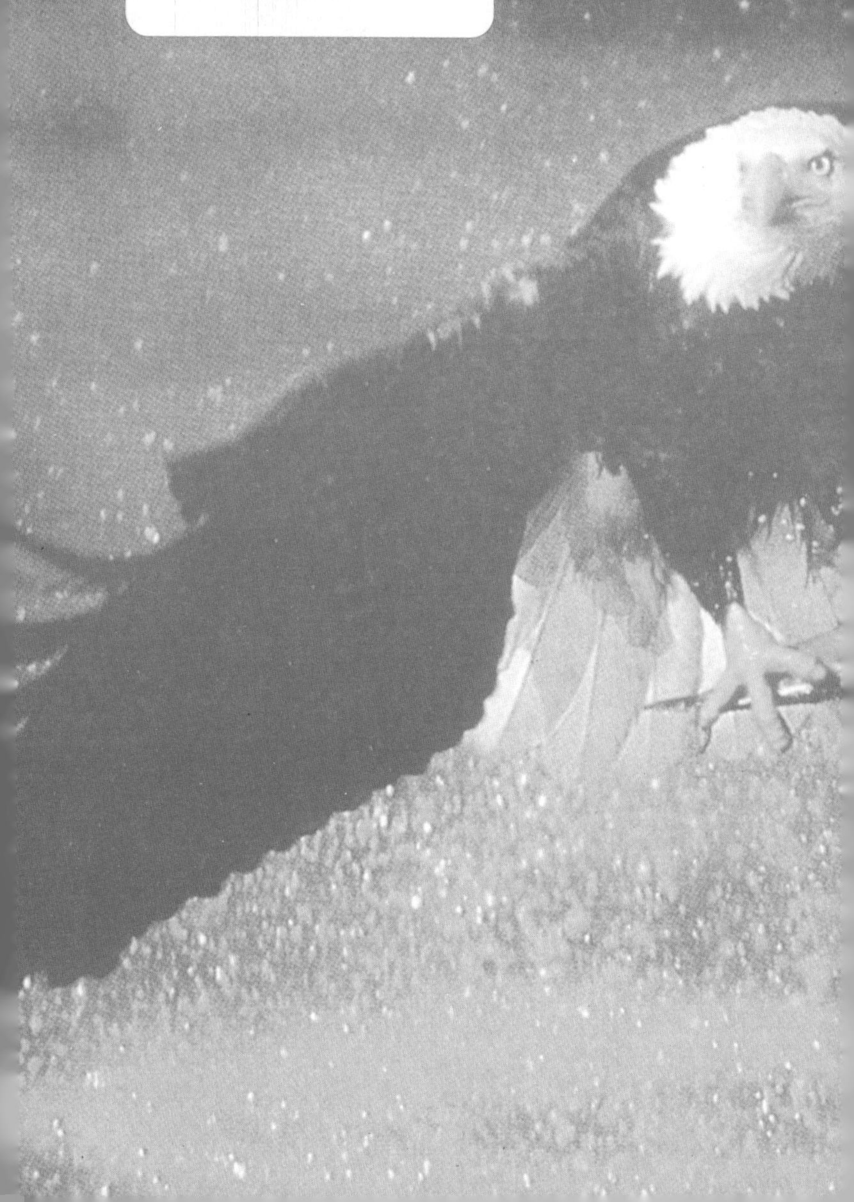

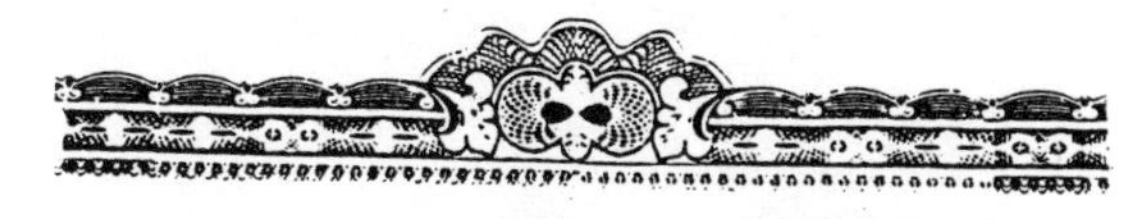

林泰史／著
沈永嘉／譯

四十歲以後的骨質疏鬆症

序　言

你知道你的同事和鄰近熟識中，有人骨折嗎?並且聽說過某一年輕女性在車站的階梯摔跤折斷臂骨，或者誤踏路旁的水溝而折斷腿骨嗎?

許多人誤以為所謂的骨折，是受到交通事故和運動的大力衝擊之下才會發生的事情。但是放眼四周，並非老年人，反而是年輕人在無意間發生骨折的情況日益增加。在新聞等報導中，最近也頻繁出現學童骨折的事故。

這麼說來，是最近的年輕人較容易發生骨折事故嗎?可惜尚無能夠正確證實的數據資料。但是回顧近十年到二十年之間，年輕人的骨骼事故令人矚目倒是事實。其理由包括汽車的普遍化，選擇更具活動性之生活方式的人增多;又由於在學校、公司等處受傷時，連小骨折都會產生等等。

不但如此，根據大阪市辻學園廣田博士計測學生骨骼的含鈣量後指出：這些學生中，每六人就有一人的骨骼含鈣量已減少到如同老年人一般。但是為何骨骼含鈣量同於老年的年輕人，卻不容易骨折，其原因被認為是年輕人除了具有保護骨骼強韌的鈣質以外，尚有另一骨骼成分——膠原質。

幼兒和年輕人的骨骼較有彈性，即使承受大的外力，骨骼只是彎曲卻不致於骨折。但是，老年人的情況就不同，由於骨骼的膠原質已產生變化，遇到外力便會咔喳一聲地骨折。

如果年輕女性認為雖然自己的骨骼含鈣量不多，但也容易骨折，因此就放置不管，那就大錯特錯了。因為年紀的增長會使骨中蛋白質的膠原質老化，再加上鈣量減少的因素，會逐漸變成容易折斷的骨骼。為此，這些骨骼含鈣量減少的年輕人，被稱為將來容易骨折的「骨質疏鬆症潛伏群」。另外還有如下的一段傳說

：透過多次由洞窟中發現美國遠古的印地安女性，得知她們骨骼的鈣量多於同年紀之現代女性的骨骼鈣量。

如此看來，現今的年輕人，尤其是女性的骨骼鈣量已經變少，更有數成的人雖未骨折，但骨骼鈣量卻少如老年人，那是為什麼呢？

第一個理由是目前使用體力的工作種類和分量已經減少。以前的女性，由孩提時代就需多方從事照顧幼兒、做家事、幫忙家業等等承受體力負擔的種種工作。但是，現今的女性直到高中或大學畢業為止，除了通學時背書包之外，大部分的時間幾乎不承受體力負擔。

日本喜納基等人曾經調查過平常承受體力負擔與骨骼強弱的關係。這次針對許多被測者的職業、趣味活動、家事工作所需要使用的體力多寡，以一點到六點之六個階段來採點，再依據這個合計點與他們腰骨含鈣量比較。結果證明，過著活動性生活的人，其腰骨的含鈣量較多。經由這個報告可見：只要日常生活方式和工作內容有一些差異，就會影響骨骼的強弱，因此少用體力的現代人會減少骨骼鈣量，也是極其當然的事情。

第二個理由是受到飲食習慣的影響。在現在這個物質豐饒的時代，只要不偏食，一定能攝取足夠的卡洛里。但是，現今日本人的平均飲食，仍處在無法保有維護健康的必要鈣量之狀態。這要歸咎於日本人的飲食習慣和風土均不適合攝取到鈣質。再說，有許多年輕女性不吃早餐，也有許多人為了節食而限制餐食。

第三個理由是在太陽下從事户外工作的人口比率減少，而且嗜好菸酒的人卻增加所致。

關於各個理由的詳情將容後説明，不過大家應該了解骨骼的強弱與鈣質含量的相關概要。千萬不能自恃年輕或者自以為從來不曾骨折，就安心地忽略骨骼，但到了六十歲、七十歲、八十歲時可能就會因此自食惡果，故不可以掉以輕心為宜。

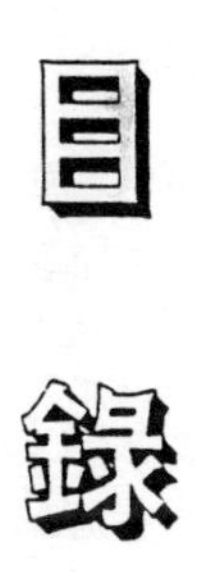

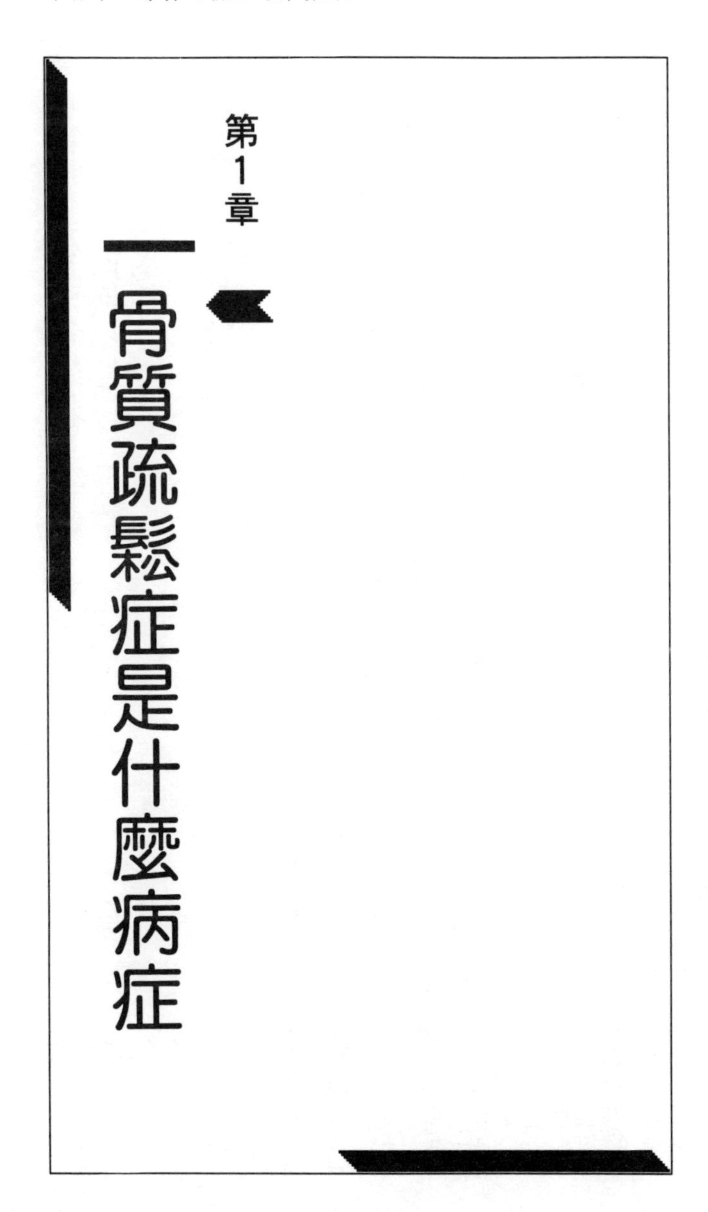

第1章 骨質疏鬆症是什麼病症

1 骨骼擔任何種任務

罹患骨質疏鬆症會容易骨折

雖然有個人差異，但每人隨著年紀的增加，骨骼都會有脆弱化的傾向。如果脆弱到不堪負荷日常生活的程度，很容易出現骨折的狀態即是「骨質疏鬆症」。假如在年輕時沒做好骨骼的維護，年老之後將咎由自取。骨質疏鬆症正是這種咎由自取的惡果。

骨骼原本具有強韌的性質。關於我們是如何地依賴骨骼，由日常生活中所漫不經心使用的句子，是不難看出端倪的。例如，有毅力的人被形容為「有骨氣」，麻煩纏身時又形容為「骨頭被折斷般地棘手」。

曾經有人研究過人類的骨骼究竟有多強韌？（圖1）

結果發現，人體內最強韌的骨骼，是形狀呈三角形構成膝蓋到腳底之間小腿的粗大骨骼，稱之為脛骨。

年	折斷力（kg）		壓縮力（kg）
齡	脛骨	髖部骨骼	腰椎椎體
20～29歲	296±11	277±11	730±13.7
60～79歲（70～79歲）	234±9	218±9	308±9.3

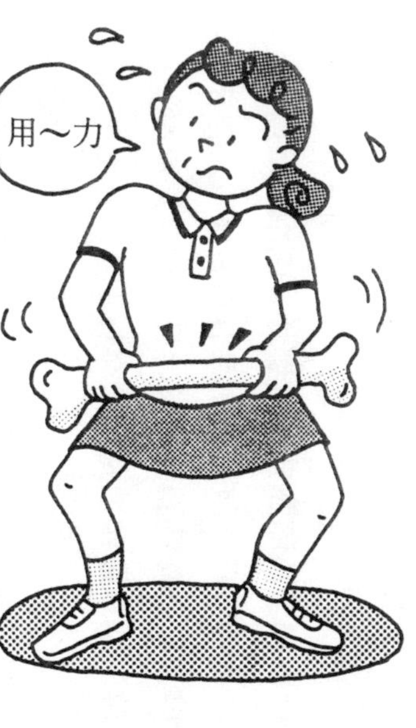

圖1　人類的骨骼有多強韌（根據山田先生的資料）

到底骨骼在承受多少公斤的重量時才會咔喳一聲折斷呢？我們稱這種研究為「折斷實驗」。根據實驗顯示，脛骨在承受二九六公斤的重量才會咔喳一聲地折斷。另外體內第二強韌的骨骼是大腿骨，它在承受二七七公斤的重量才會折斷。

但是，除了交通事故和墜落事故等特殊狀況下，也可能出現骨骼足以承受大約三百公斤重量的狀態。

因為現在日本最重的相撲選手，其體重已破二七〇公斤的關卡，所以我們可以說：「脛骨和髖部骨骼強韌到可以承受最重的相撲選手也不致折斷」的強度。

骨骼的任務是什麽

由於骨骼是如此地堅硬強韌，所以便利用這種特徵來保護人體內的重要臟器，而且支撐身體（圖2）。例如，我們的頭腦充滿類似豆腐和熟魚般柔軟的組織，故一旦腦內出血，凝固的血液就會壓迫組織，甚至發生痲痺現象。

針對如此柔軟而且極為重要的頭腦，骨骼就形成如便當盒般的頭蓋骨來保護組織，避免輕易接觸到外力的衝擊。

另外針對如汽球般柔軟的心臟和肺臟，骨骼就形成如籠子般的肋骨來保護，避免碰撞他人或受到衝擊就崩潰。除此之外，還能看得出來骨骼也保護脊髓和子宮等器官。

骨骼的另一種重要功能，是成為支撐腳部軸心的枴杖，或者嵌入背部和腰部的柱子，讓人體可以起身。正因為骨骼能夠保護體內的重要器官，並且支撐身體。所以我們莫不希望骨骼能長久保持強韌性。

但是，為什麽年紀愈大，骨骼就愈脆弱呢？

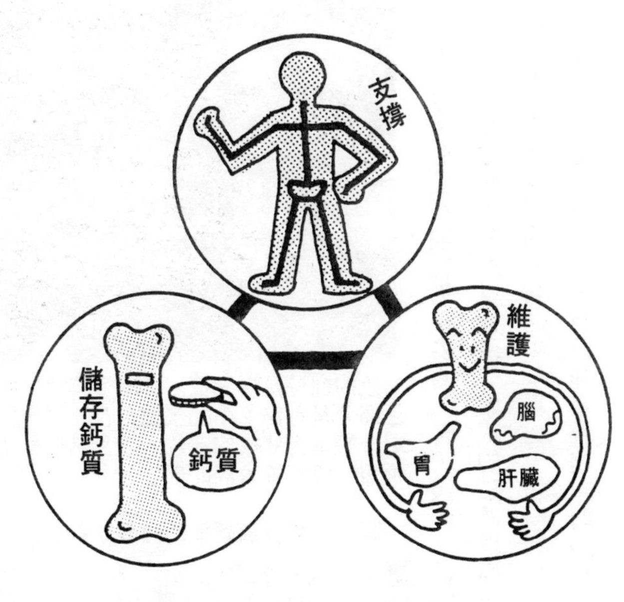

圖２　骨骼擔任的三種任務

關於這點，與骨骼擔任儲蓄鈣質銀行的功能有著深切的關係。這點成為骨骼的第三重要功能。

也就是說，年紀大了之後會透支年輕時儲蓄的豐富鈣質，才導致骨骼脆弱。

至於為何會透支鈣質的儲蓄量到幾乎破產的狀態，容後說明。

但是，陷入這種破產狀態的情況正是骨質疏鬆症。骨質疏鬆症即表示骨骼呈現破產狀態，所以在平常只要承受些微無畏的外力，就會造成骨折或者骨骼變形。

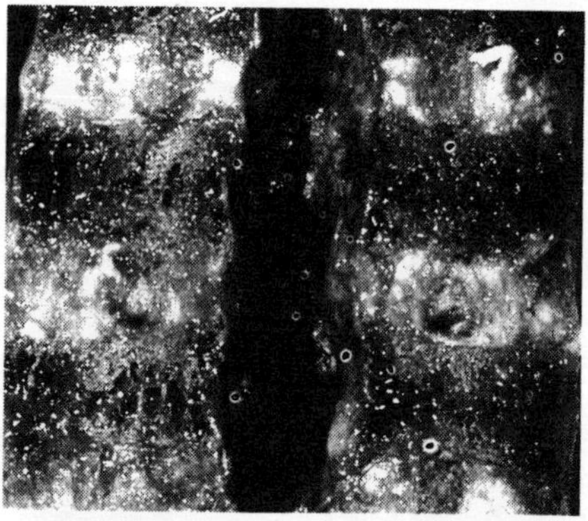

白色的部分是椎間板，其間呈條紋狀的黑色部分是骨骼。中間夾混存在著具有如土司一般細密條紋的部位，以及具有如法國麵包一般開著大洞的部位。

圖3　骨質疏鬆症的腰骨縱剖面圖

容易變得脆弱的背骨和腰骨

如前文所說，人體由骨骼支領鈣質儲蓄量，這時並非由全身的骨骼來平均的削取，而且由靠近身體中心的骨骼依序削取鈣質儲蓄量，那就是背骨和腰骨。這些骨骼位於體內深處，靠近心臟和大動脈的關係，經常暢流著充足的血液。

當人體支領骨骼鈣質儲蓄量時，是由血液擔任搬運的任務。所以血液充足暢流的背部和腰部，難免會更快地失去更多的鈣質，因此，這些骨骼更容易變得脆弱（圖3）。

背骨和腰骨的外形就像由一罐罐的罐頭堆疊而成的平坦圓柱。若縱向切開這些骨骼觀察其剖面，會發現健康的骨骼中呈現如土司一般之緊密小洞的海綿體。海綿體中採過衆多的血管，流通在血管的血液，時而運走骨骼中的鈣質，有時又帶來鈣質。假如背骨和腰骨的鈣質溶化流失，這時海綿體中的緊密小洞會變成大洞。就如同原來像土司上那般緊密的剖面，被改變成猶如法國麵包上的大洞。故所謂的「骨骼脆弱」就是骨骼內部已經如此脆化的狀態。

2　各種的自覺症狀

首先會腰酸背痛

如此脆弱的腰骨和背骨是承受不了身體的重量，一些些的壓力就會出現骨質疏鬆症。另外，骨骼稍微承受壓力就會產生輕度疼痛，萬一在某種因素下承受到大的壓力時，腰部和背部就會迅速引起強烈疼痛，甚至癱臥病床。

所以當中高年齡層的女性訴說腰部和背部感覺輕度的慢性疼痛，或者急性激烈的腰酸背痛時，雖不能百分之百的肯定，但是有八〇～九〇%的比率，被認為是骨質疏鬆症引起的疼痛。背骨和腰骨受到壓力，身高即相對地被矮化。有一份報告是針對東京都的老人社區中所居住的三十一個女性（平均年齡七十九歲），計測他們四年內的身高記錄。報告指出：「不

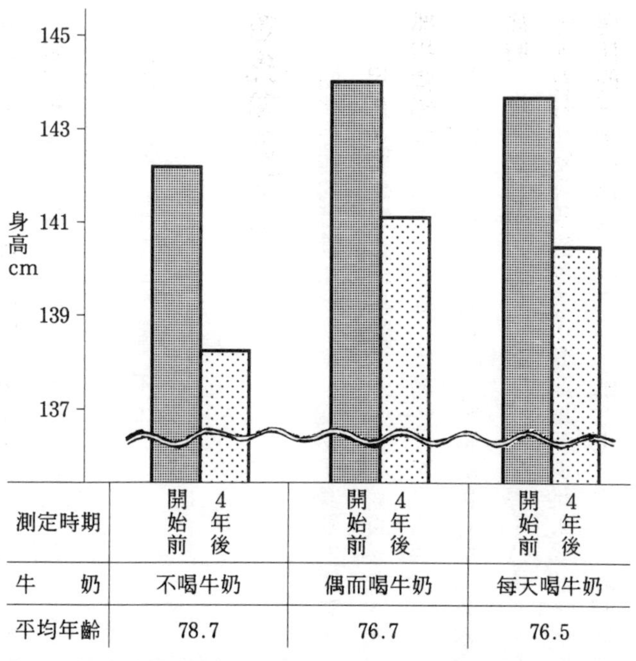

測定時期	開始前	4年後	開始前	4年後	開始前	4年後
牛　奶	不喝牛奶		偶而喝牛奶		每天喝牛奶	
平均年齡	78.7		76.7		76.5	

圖4　飲用牛奶的習慣和身高的變化（根據七田先生的資料）

喝牛奶的人，其身高每年平均矮化一公分」（圖4）。

我也曾經會同二二八個住院醫生一起調查過一年之內背骨的萎縮情況。結果顯示，背骨一旦受到壓力，身高變矮的老年人，以後會以每年平均一％的比率持續萎縮背骨和腰骨。

像這般身高逐年矮化的現象，正是骨質疏鬆症的特徵。

漸漸地駝背

背骨呈現罐頭般的圓柱形，它的後面有裝著脊髓的管狀骨骼，進一層的後面有如恐龍背刺般的骨骼。骨骼脆弱會被壓縮的是罐狀圓柱形的部分，所以全體背骨看起來只有前方部分被壓縮，後方的部分幾乎不變形。

所以，當背骨壓縮之後，身體會向前彎曲，而造成駝背。這種駝背（又稱圓背）是骨質疏鬆症的另外一個特徵。

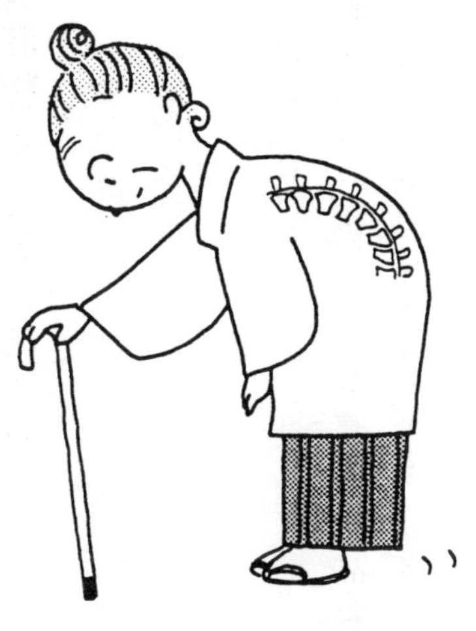

骨質疏鬆症的人會駝背

我們曾調查過駝背的情況是否會隨著歲數而改。結果發現，年紀愈大，駝背的程度愈強烈，而且駝背的頂點位置也會隨著年紀的增高而降低。也就是說，骨骼脆弱的高齡者其彎腰駝背的症狀愈強烈，另外，背部下方有呈現彎曲的傾向。

本章的開始已提過，所謂骨質疏鬆症就是「骨骼脆弱到不堪負荷日常生活的狀態」，所以萬一出現①不隨意、或者急遽地腰酸背痛。②身高變矮。③駝背之三種症狀，首先應該懷疑你的骨骼是否已經不堪負荷日常生活的需要？

有時轉身之間也造成骨折

骨骼若脆弱，只要承受些微動作的力勁，就輕易地會引起骨折，具體的說是怎麼樣的狀態？一般健康的人，進行抬高物品的動作，或者不小心在道路或屋內摔跤是不會發生骨折的。

但是，骨質疏鬆症的人就不同，雖只是抬高物品或者突然轉身，都會使背骨和腰骨發生骨折，另外在屋內或玄關無意踩到物品也會輕易地發生骨折。

我在一九七二年服務於「東京都老人醫療中心」，就職不久對於我照顧的患者就有了驚異的經驗——「真奇怪！僅僅是些微的外力就會造成骨折」。

這個人是醫院職員的母親，她是一個精力充沛的五十歲層女性。旅遊是她的嗜好，有一次出國旅遊，攜帶了很大的行李來到了羽田國際機場（當時國際班機一律由羽田機場起落），她辦妥出境手續正等待搭乘飛機時，恰巧有人在呼叫她，她突然地轉身，結果被一陣激烈的腰痛襲擊而無法站立。

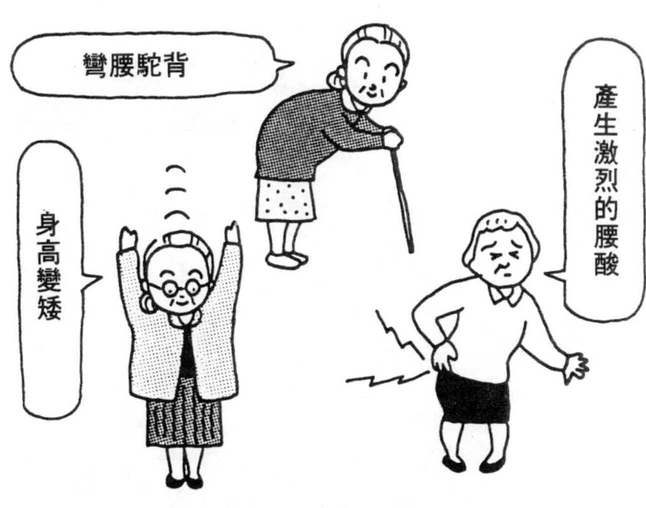

老年的骨骼脆弱現象

因為當時已辦妥出境手續，只好再辦入境，透過急救車急速送往板橋醫院，拍攝腰骨的X光片，發現在腰椎椎體有一新的壓迫骨折狀態。

另外，針對骨折的腰椎椎體以外的骨骼，也一併做了X光攝影檢查，這時才發現應該塡滿罐狀背骨的鈣質纖維竟是呈現稀鬆狀態。因為這位五十歲層的女性，其容顏舉動都顯得年輕有力，眞無法想像她的骨骼是如此的脆弱。

但是，我很奇怪為何這位女性既然能夠單獨攜帶超過十公斤的行李，由自家前往機場，卻在機場內突然一轉身的動作就造成骨折呢？

摩里斯的研究報告指出：

「當抬高一百公斤的物品時，腰部會承受

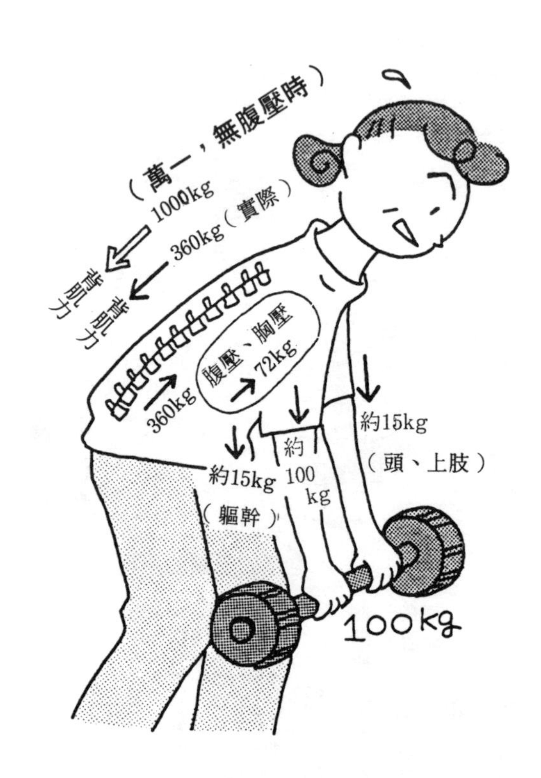

圖5　當抬高100公斤重的垂砣時，其腰骨和背骨所承受的力量（根據摩里斯報告）

一公噸的壓力」（圖5）。

但是，實際上在抬高物品時，除了使用腰力之外，也會停止呼吸和使用腹肌。結果，加諸在腰部的壓力就剩下為三分之一公噸。

依據我的經驗，我認為這位女性在搬運旅行用的行李時一定小心翼翼，同時使用了腹肌等力勁以儘量減少腰部的承受力。但是，在搭乘飛機時的突然轉身，卻是不經留意而造成腰部承受太大的壓力導致骨折。

何況，這位女性的腰骨已經脆弱到不堪負荷日常生活的地步。這位女性在悶熱的醫院病床上嘮叨了一陣：「為了突然的一轉身，竟然毀滅了我的快樂旅行計劃」，而偷襲這件得來不易的快樂旅遊計劃的破壞者，正是所謂的骨質疏鬆症。

3　哪一個部位容易骨折

手腕側邊的骨折

手骨和腳骨是不同於腰骨，它們不會因活動身體而骨折。但是步行在平路時，若僅是輕微的跌倒就發生手腳骨折的情況，則不難判斷這些骨骼已到了不堪負荷日常生活的地步。

有時幼兒和青年在運動場和走廊上跌倒也會造成骨折。主要因素是由於使勁奔跑時被絆倒，或者和朋友摔角時被摔向地板，以致於骨骼受到大力衝擊才骨折。

相比之下，患有骨質疏鬆症的人卻會發生「步行於平地也會跌倒滾翻」、「在溼滑地板上摔跤」等，雖然摔跤的力量還不及自己的體重，仍然造成骨折。

上臂骨外科頸骨折

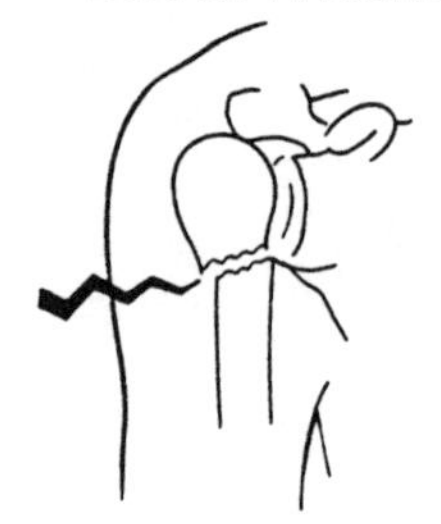

髖部骨骼頸部骨折

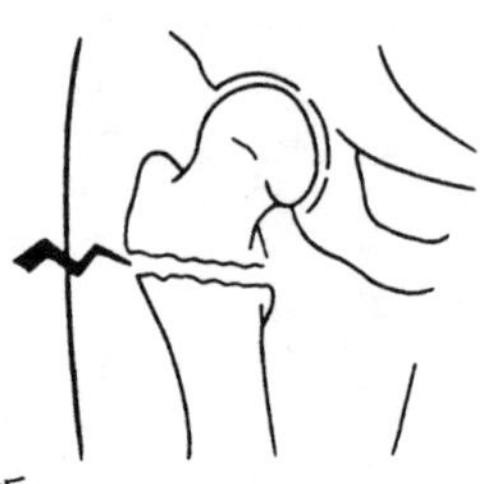

橈骨遠位端骨折

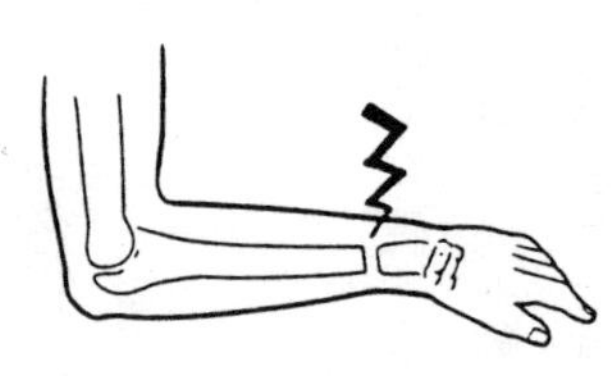

圖6　骨質疏鬆症容易引起的骨折

一個人跌倒時，大多會先著地，結果造成手腕先骨折。這類的骨折現象是手腕稍微靠近手肘的部位，會向手背方向折彎。所以由手臂到手指部位顯現如掐沙拉用的大型叉子形狀，稱之為「橈骨遠位端骨折」（圖6）。這般的骨折，只要使用石膏等來固定傷處，不要震動，不久即能鎮痛。因此，雖多少有些變形難看，但不致於非常地不自由。

手臂上骨的骨折

當摔倒時手肘先著地的情況，很少會使手肘骨折，常見的病例是手臂上骨接近肩膀位置的骨折。專門的說法稱之為「上臂骨外科頸骨折」，這類型的骨折除了會肩痛外，在肩關節附近的廣大範圍也會引起皮下出血和腫塊，令患者訴苦「抬不起上臂來」等。這般的骨折只要安靜地固定手臂即不會疼痛，骨骼痊癒之後也不會殘留太大的變形，但是骨折治癒後，肩關節的活動範圍會變得狹窄。

大腿骨根部的骨折

當摔倒時臀部先著地，或者膝蓋彎折時，會使大腿骨根部折斷，而無法站立。這類的骨折稱之為「髖部骨骼頸部、轉軸部骨折」。根據推測，這般的骨折在日本一年之間竟發生近八萬件之多。

因為髖部骨骼根部骨骼不論步行、站立都必須承受體重，所以一旦發生骨折就會奪走步行能力，是非常困擾的骨折狀況。由於幾乎所有的髖部骨骼頸部、轉軸部骨折病例，都需要住院、動手術，否則再也無法走路，因此有些醫生敍述如下：「髖部骨骼頸部、轉軸部骨折才是骨質疏鬆症的各種症狀中，最令人棘手的一種。」

這種手腳骨折的個案分為三種，也就是橈骨遠位端骨折、上臂骨外科頸骨折，以及髖部骨骼頸部、轉軸部骨折。這三種手腳骨折再加上背骨和腰骨的骨折，則合稱為骨質疏鬆症的四大骨折種類。

骨質疏鬆症的骨折具有共通點

各位閱讀到此，是否發現骨質疏鬆症的骨折，具有幾個共通點呢？

第一點是骨折發生在遠離骨折的部位。當高爾夫球撞擊到頭部使頭蓋骨產生裂縫時，即是骨骼承受直接性的外力而產生的骨折。

這類的骨折大多發生在年輕人的交通事故和運動外傷上。

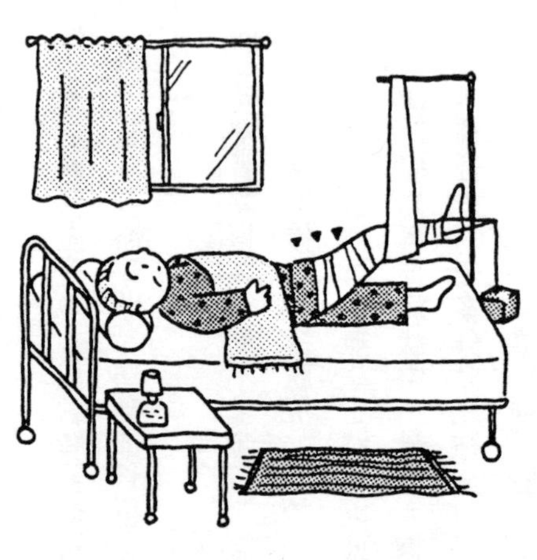

骨折也會成為癱臥在病床的原因

相比之下，患有骨質疏鬆症的人，對於遠離骨折部位的外力，雖然在傳達到骨骼中時已被逐漸地削弱，但是卻會在骨骼的其他部位出現骨折。這也就是說，某些部位的骨骼是相當脆弱的。

骨骼的末端比中央部位容易骨折

第二個共通點是骨質疏鬆症引起的手腳骨折，一律發生在細長的管狀骨之末端附近。這是因為細長管狀骨的兩端比中央部位的骨骼脆弱所致，故容易骨折。

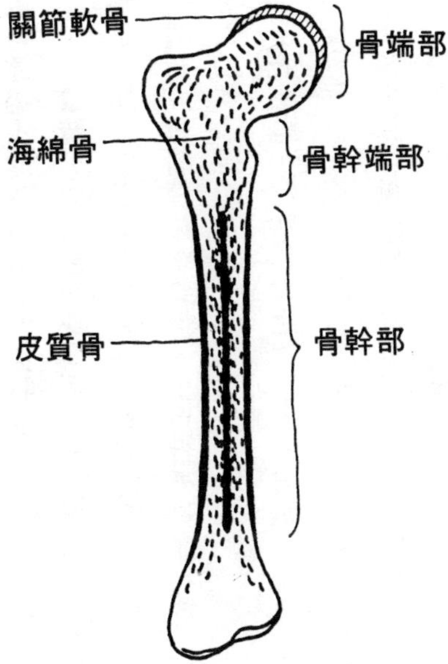

圖7　細長骨骼的構造

最近人士或許能實際見到骨骼的機會不多，但可以觀察炸雞的長骨，你會感覺到中央細小的部位（骨幹部）是堅硬到牙齒咬不斷的地步；但兩端壟起的部位（骨端部和骨幹端部）卻令人咬得動（圖7）。

實際上，骨骼兩端部位的剖面，密布著如土司上的小孔之海綿體。

容易溶出鈣質的骨骼，正是這種暢流充分血液的海綿體部位。因此長管狀的骨骼之缺點，就是其骨骼的末端會較快脆弱化。由於這個缺點，造成即使承受由遠距離傳達過來的微弱力量，骨骼也會意外地輕易折斷。

骨質疏鬆症引起的身高矮化、駝背和腰酸背痛等症狀，尚可以設法忍受，或者使用藥劑壓制。如果把以上症狀稱為骨質疏鬆症的三小症狀；那麼會引起激烈疼痛的背骨和腰骨之壓迫骨折和橈骨遠位端骨折、上臂骨外科頸骨折、以及大腿骨頸部、轉軸部骨折等，就算是會令人動彈不得的大症狀。

在這些小症狀和大症狀之中，例如，腰酸背痛，有時候也無法透過自覺症狀得知，是稍微受到壓縮，或者大的背骨和腰骨被折斷。這種情況之下，務必前往醫療機構，利用骨骼的X光攝影和以後疼痛的收斂狀況，才能做區別。

對應骨質疏鬆症之症狀的重點，是當出現小症狀時，自己就得努力防止，以免緊跟著大症狀的來襲，而且要好好地就醫接受治療。

如果發生大症狀中的髖部骨骼頸部，轉軸部骨折，會立刻不能走路，而且縱使治療結束後，體力也會削弱，引起日後行走困難，甚至癱瘓。因此，一旦發現了小症狀，就要開始多方提防為要。

第2章

骨質疏鬆症是如此產生的

1 骨骼的製造細胞和削減細胞

骨骼的重要蛋白質——膠原質

罹患骨質疏鬆症之後，為何骨骼就會脆弱到輕易折斷的程度呢？要明瞭這個理由就必須先知道骨骼的結構。

骨骼的結構猶如鋼筋混泥土一般。在骨骼結構中擔任硬度角色而相當於混凝土中的砂石和水泥，正是骨骼中的鈣和磷酸。它們和混凝土的情況同樣，是利用水分來凝固。而且，骨骼也如同鋼筋建築物，當受到扭轉彎曲時，會或多或少呈現繞性，那就是稱為膠原質（膠質）的蛋白質所發揮的功效。這種膠原質和鈣質都是強韌骨骼的一種成分。

這種膠原質也是在體內全權包辦所有需要力氣工程的硬度蛋白質。例如：從腿肚到腳踝的阿基里斯腱，大部分都由膠原質形成，在走路、跳躍時支撐全身的重量。另外，含於皮膚的膠原質會形成膜狀，覆蓋保護著身體，當肌肉和骨骼承受輕微力量時也不致受傷。像這些由膠原質形成的皮膚、骨骼、肌腱等組織，均以其強韌性受到誇耀。

所以我們也活用這種膠原質的強韌性來製造皮革縫製的鞋子和書包、腰帶等。

其實外表像石頭一般的骨骼，也是以蛋白質的膠原質占全體積的一半，重量約占四分之一。所以，當以小火燉雞等骨骼時會浮現膠原質和動物明膠；或者凝固鰈魚等湯汁時即能完成叫做「凝凍」的菜肴。

這種膠原質會使年輕人，尤其是成長期的幼兒骨骼中顯得更硬，才不容易引起骨折。再說，年輕人縱使骨折，也不會像枯木一般咔喳一聲的折斷，倒會像彎折柳樹嫩枝一般彎繞。也就是說，骨骼僅是扭曲般的彎折。

骨骼一面被削減，一面被塗蓋

使用顯微鏡詳細觀察骨骼的表面和內側，就會發現削減骨骼的破骨細胞，以及在骨骼表面層層塗蓋鈣質的骨芽細胞，均經常地在工作著。

削減骨骼的破骨細胞，比起其他細胞大型，外形像海葵。它吸附在骨骼表面，輸送氧氣到吸附著的細胞和骨骼的間隙，並氧化溶解骨骼表層。例如，把炸過的若鷺鳥肉醃漬於醋中

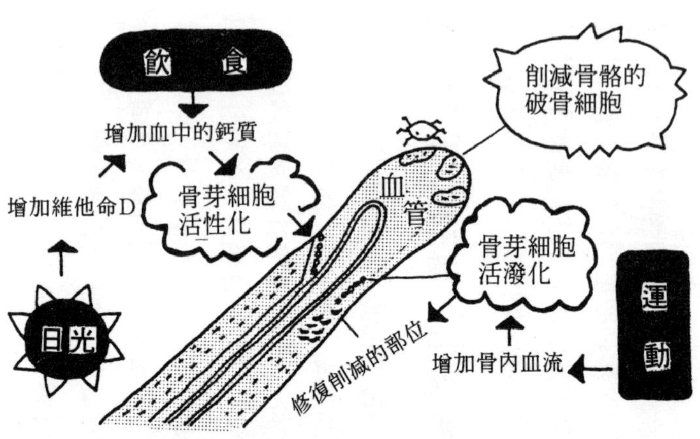

強化骨骼的骨芽細胞會受到飲食、日光、運動的影響
利用顯微鏡觀察骨骼的立體出現狀態。

圖8　骨骼膠原質的作用

，小骨會被軟化即能輕易地帶骨食用。若把帶殼的蛋醃漬於醋中，殼面也會軟化。可見骨骼遇到醋等酸性物質也會變得脆弱，容易溶解。

破骨細胞的工作非常勤快，像大型的鏟土機一般，不斷地溶化骨骼中的鈣質，甚至也切斷、處理含於骨骼中的強韌膠原質。

相比之下，在骨骼表面塗蓋鈣質的骨芽細胞就僅是小型機器，其功能僅是削減骨骼之破骨細胞的四分之一。

可見，一旦血液中的鈣量過多，或者持續運動使骨骼承受過多負擔時，就會總動員許多的骨芽細胞，把鈣質重新塗蓋鞏固骨骼。

相反的，如果血液中的鈣量不足時，或者骨骼不堪負荷的情況，骨芽細胞會以材料不足而休業，停止工作。

在骨骼中擔任蓄存鈣質功能的骨芽細胞，會在血液中被供給衆多鈣質材料時，更勤奮地工作。這個理由詳情不明，一般而言，血液中的鈣質若過多是不利於身體，故為了減少含量，骨芽細胞就會減低鈣量，把鈣質塗蓋在骨骼上。

另外，當骨骼承受壓迫力的情況，骨芽細胞之所以發揮把更多的鈣質塗蓋在骨骼上的功能，若不是為了強化骨骼來承受壓迫力，那麼人類這種動物在來回移動或者活動時就會出現障礙，這被認定是人體的一種本能反應。

人類需要的骨骼分量

現在轉變個話題來看人體骨骼的重量，根據設計全部人體只要擁有二•〇～二•五公斤的骨骼，即能受用一輩子。這個數值是把人體的體重估且定為平均五〇公斤，那麼骨骼的重量大約占五%。這個論點若以人類的進化歷史來看，當骨骼比重超過體重的五%時，就難以脫逃敵人的襲擊，或者追趕不到脫逃的獵物，這是相當不利的事情。

人類自從用兩隻腳步行開始，人體可能考慮到如果髖部骨骼和脛骨兩者不能強韌過臂骨時，則在生存上會發生困難。所以這些骨骼被集中的塗蓋了鈣質，因此比其他部位的骨骼重且強韌。但是，相反的，若平常不注重活動身體之人的骨骼，會因為人體認為「不太強韌也無妨」，或者「我把骨骼減輕一些，就能減輕步行和睡眠時的負擔」，因此又削減了骨骼中的鈣質。這種現象會發生在身體部分痲痺無法使用時，或者接受石膏等治療而固定部位不能使用時的情況。

但是仔細思考，這種為了減輕負擔而削減骨骼的身體機能，對於飛翔於空中的鳥類或許有必要，但對於靈長類的人類卻成為一個困擾的問題。尤其在高度醫療技術、高福利之支撐下，對於大家都可能有長壽的你們而言，骨骼脆弱化就相當地令人苦惱。

骨骼會在夜晚被削減

猶如大型鏟土機在削減骨骼的破骨細胞，會等到骨骼不承受負擔、保持安靜時才開始進行工作。這個大型細胞有數十隻如螃蟹腳一般的鏟子，再依照需要，時伸時縮地鏟除鈣質。有人觀察這些螃蟹腳會分別在早、中、晚各伸出幾隻腳、縮起幾隻腳。據報告說在人們使用身體的白天會縮起螃蟹腳停止工作，一直等到夜間人體休息時才會伸出螃蟹腳來削減骨骼。

雖然如此，作者仍無意以極端的方法來遊說讀者，為了不被削減骨骼中的鈣質而保持強韌，就採行夜間不睡眠有益身體的方式，來預防骨質疏鬆症。但是由此可見，破骨細胞是多麼忠實地一刻也不休息的在專心完成任務。

削減骨骼的破骨細胞，它的任務是為了減少體重而減輕骨骼重量，以及當血液中的含鈣量稀薄時，它就削減骨骼來補充血液中的鈣量之兩種事情。其中調節血液鈣量濃度保持有固定情況下的功能，又遠比減輕骨骼重量的功能重要，這點容後詳述。

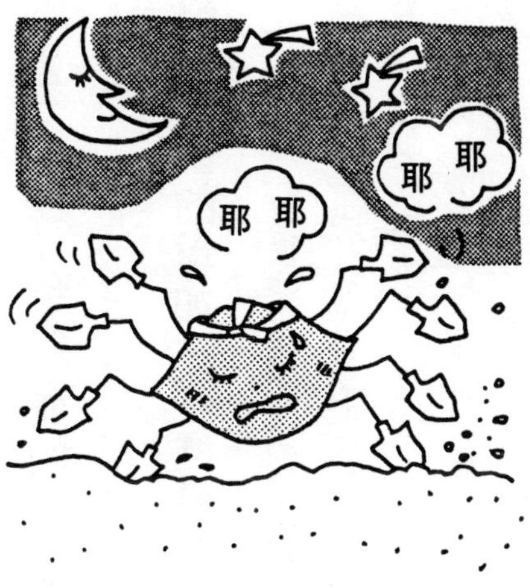

夜間工作的破骨細胞

經過以上的說明，我想各位讀者已經理解，削減骨骼鈣量的破骨細胞以及在骨骼上塗蓋鈣質的骨芽細胞，經常在競爭工作。

因此在運動不足等骨骼負擔不多的情況，以及血液中的含鈣量稀薄時，骨骼就呈現脆弱。相反的情況下，骨骼會強化。

2 骨質疏鬆症的六個原因

隨著年齡的增加，削減骨骼的功能也加強

一方面，根據調查研究發現，製造骨骼的骨芽細胞之功能，在年輕人的細胞會顯得比較活潑，而高齡者的骨芽細胞就缺乏活力。但是削減骨骼的破骨細胞說來諷刺，其活潑性和年齡卻不相關。

因此，隨著年紀的增加，骨骼被削減的傾向也愈強化。例如，年輕時破骨細胞以大型鏟土機削減一台鈣量的洞穴，須由骨芽細胞以四台小型車運送鈣質來填補。但高齡時，小型車會時故障無法充分運送鈣質，因此會產生殘留無法填補的凹穴狀況。

如此這般的骨骼脆弱狀況的最大原因是「年齡的作祟」。也就是說，高齡時製造骨骼之細胞功能會惡劣化。因此，骨質疏鬆症會因為高齡而增加患者人數，並且加強削減骨骼的程度。

重要的女性賀爾蒙功能

影響削骨細胞和造骨細胞的第二個問題，是女性賀爾蒙和男性賀爾蒙。

男性賀爾蒙具有蛋白質的作用，可以加強肌肉。有了強壯的肌肉來施加壓力給骨骼，結果強化了男性的骨骼。男性賀爾蒙會在青年期和壯年期分泌最多，之後，隨著年齡增加再些許的減量，但是減量的速度緩慢。也因此，男性即使年紀大，也不致使骨骼極端脆弱。

至於女性賀爾蒙具有活潑地製造骨骼細胞的功能，以及抑制削減骨骼細胞的功能。除此之外，又把鈣質由胃腸運送到全身以增加維他命D，對防止骨骼脆弱、強化保護骨骼有很大的幫助。但是由於女性賀爾蒙會隨著停經而極端地減少，所以女性在停經後會急速地發生骨骼脆弱。另外，若罹患與生俱來就缺乏女性賀爾蒙的症狀等，骨骼更會快速脆弱；也可能因為手術切除兩側的卵巢，造成女性賀爾蒙不再分泌時，骨骼也會脆弱化。

如何增加血液中的鈣量

影響骨骼的重要因素中，緊跟著年齡、賀爾蒙而排名第三的是骨骼的負擔，也就是運動。這個因素留在第十章再詳細說明。至於第四個影響因素就是血液中的含鈣量。

為了阻止削減骨骼之削骨細胞的工作，並促進塗蓋鈣質於骨骼上的作用，血液中務必含有豐富的鈣量才能達成。而且要促使血液中遍布充分的鈣質，必須具備如下三個條件：㈠每日的食物中必須含有足夠分量的鈣質。㈡鈣質的消化、吸收要良好。㈢鈣質不會輕易地流入尿液中。這三個條件中的鈣質之消化、吸收率，我們知道它會隨著合食和胃酸的濃淡、維他命D含量等的變化而不同。

一般而言，愈是高齡，對於食物的消化、吸收比率也愈低。也就是說，年紀愈大骨骼脆弱的原因之一，除了造骨的骨芽細胞老化之外，也和鈣質的消化、吸收率減弱有關。

我們也知道菸酒和部分嗜好品等，也是具有使骨骼脆弱的作用。

因為大量的喝酒會阻礙鈣質等營養素在腸道的吸收。另外，喝酒在滿足空腹時也造成了營養素攝取的偏頗，而引起骨骼脆弱。但是少量程度的喝酒，倒是會增加食慾，強化消化、吸收能力，對骨骼而言有所裨益。我們又知道抽菸會使腸胃對鈣質的消化、吸收減弱，並且會壓抑女性賀爾蒙的分泌，導致骨骼脆弱。

至於速食品、保存食品、清涼飲料大多含有磷酸的食品添加物，這些也都是衆所皆知會造成骨骼脆弱的因素。

不能逃避的「體質」因素

除了上面敍述的幾種不利骨骼的條件和狀況之外，尙有一個莫大的影響因素。它和年齡、女性賀爾蒙相同，甚至是更為重要的因素，或許應把這個因素排於第一位。但是，這個因素又過於歸屬為宿命性的理由，甚至會打擊一個人從事強壯骨骼和努力探知如何強壯骨骼結構的毅力，因此留到最後再來敍述它。

這個因素就是體質。若是家人、尤其是奶奶等曾被診斷為骨質疏鬆症，並因此發生過骨折，那麽你可能會具有相同的遺傳性體質。另外，雖說遺傳和體質有很大的關係，不過天生體態纖細的女性較有骨骼脆弱的傾向。

有這種體質和因素的人，因事關一輩子的問題，所以從年輕時就應該比普遍人更為努力，讓從事塗蓋鈣質在骨骼上的骨芽細胞，能發揮更活潑的功能。

原因大多重疊

骨質疏鬆症的原因可整理如下（圖9）。

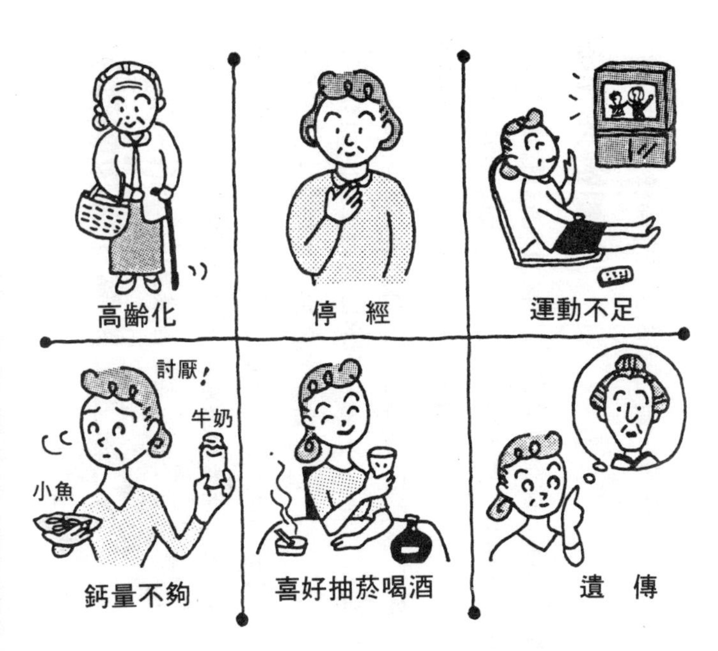

圖 9　骨質疏鬆症的六種因素

①年齡已高，製造骨骼的細胞喪失活力，鈣質在腸胃難以被消化、吸收，因而造成骨骼脆弱。

②停經和開刀切除卵巢的情況下，女性賀爾蒙的分泌會減少，因而造成骨骼脆弱。

③平日不做運動的情況下，骨骼承受壓迫的機會太多，因而造成骨骼脆弱。

④攝取的食物不具有充分的鈣量，或者食物在腸胃不能完全地消化、吸收，因而造成骨骼脆弱。

⑤極端喜好喝酒、抽菸，以及添加物多的食品，因而造成骨骼脆弱。

⑥具有家中骨骼脆弱親屬的遺傳性體質。

以上六點，是隨著年齡增加多見的骨質疏鬆症因素。但是，造成骨質疏鬆症，往往不是單一個因素，大部分是併合數個因素才引起骨骼脆弱。故僅僅徹底地處理一種因素，是不會有太大確實治癒的希望。像這種複合性原因引起的骨質疏鬆症，稱之為原發性骨質疏鬆症，或者一次性骨質疏鬆症。

有時會因其他的病症誘發

雖然比起一次性的骨質疏鬆症的發生機率少許多，但是也有其他因素而造成骨骼脆弱的情況。這種骨質疏鬆症，會因別的一次原因繼續引發病症，故稱為二次性或續發性的骨質疏鬆症。

具代表性的病例有：因為治療慢性關節風濕病和腎臟病（糖尿性腎臟病）（nephrose），而長期服用副腎皮質賀爾蒙（類固醇賀爾蒙）的病患。若實際拍攝X光片觀察，由於糖尿性腎臟病（nephrose）服用類固醇賀爾蒙正安靜接受治療的小孩，會發現孩子的骨骼竟然如同七十～八十歲層的老年人骨骼一般地脆弱，並且受到擠壓。

除此之外，容易罹患續發性骨質疏鬆症的人，尚可列舉如肝臟和腎臟機能低落的病患，或者因開刀去除胃部和腸道的人，因此無法在體內製造維他命D來充分消化、吸收鈣質的病患。另外，如開刀切除兩側卵巢的人，或者天生卵巢功能不良，無法充分分泌女性賀爾蒙的女性，也都容易罹患續發性骨質疏鬆症。其他如手足痲痺引起身體無法隨意活動的狀態，以及由於心臟和肺臟的疾病容易引起氣喘、心悸，導致無法充分地活動的狀態，都容易造成骨折，這些也被診斷為續發性骨質疏鬆症。

續發性骨骼脆弱疾病雖有好幾種，但針對「女性賀爾蒙缺乏症」而言，不論是天生缺乏或者開刀切除卵巢的情況，只要能明顯地認定因果關係，就稱為續發性骨質疏鬆症。另外，由於「停經後造成骨骼脆弱」的情況，所造的原發性骨質疏鬆症，何嘗不也算是續發性骨質疏鬆症。

如此看來，各位或許會認為「原發性骨質疏鬆症」和「續發性骨質疏鬆症」的區別曖昧。事實上，這兩種類型的區別並不明顯，要歸屬於哪一種情況都有可能。但在衆多的骨質疏鬆症中，要努力刻意區分續發性骨質疏鬆症是其來有自的。因為一般認為骨骼脆弱的原因中，凡是能簡易明快判別病因時，必須要好好加以治療才是。所以，你不妨認定病因單純明瞭的，或者只要排除一種原因即有治療希望的骨質疏鬆症，就可取名為「續發性骨質疏鬆症」。

第3章 強壯骨骼的女性賀爾蒙

1 女性賀爾蒙在骨骼上發揮的作用

為何女性過了五十歲即易患骨質疏鬆症？

骨質疏鬆症的原因中，緊跟著年齡的第二大因素是缺乏女性賀爾蒙。因為這類型的骨質疏鬆症均發生於高齡者，而且女性是壓倒性的多見，所以不可能判定錯誤。

如圖10所示男性是六十歲左右開始增加，到了八十歲代則二人中有一人罹患骨質疏鬆症。相比之下，女性是五十歲左右開始增加骨質疏鬆症的人，到了六十五歲則二人中有一人患症。

男女相比之下，我們可以得知女性比男性提早十五年就發生，同年齡層的人有一半罹患骨質疏鬆症。

日本最近的女性平均壽命是八十二歲，如以女性中二人即有一人會罹患骨質疏鬆症的六十五歲算起，女性約有十七年的期間會生活在骨質疏鬆症可能帶來的骨折危險性的陰影中。

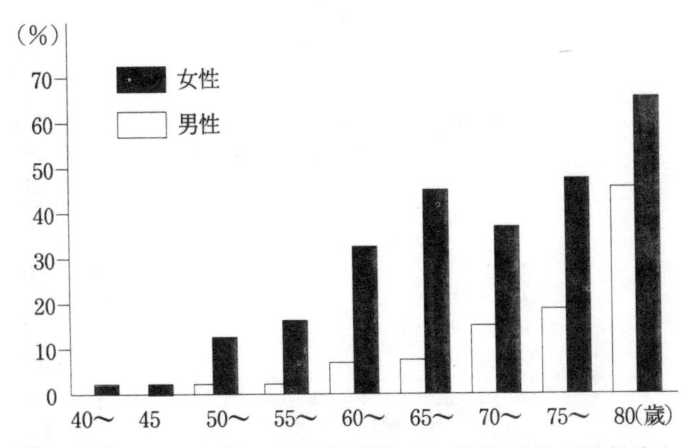

圖10　開始罹患骨質疏鬆症的年齡（根據伊丹等人的報告）

另一方面，男性的平均壽命是七十六歲，而八十歲代的男性才會面臨二人有一人罹患骨質疏鬆症。故能超越平均壽命的男性既然不多，則患者人數也不會多。

諸如男性這般，在可能罹患骨質疏鬆症之前就已結束生命，真可謂是幸運也是不幸運的命運。

在同歲層的老年人，為何女性會比男性容易罹患骨質疏鬆症呢？雖然在二十～三十歲層以後，不分男女骨骼的含鈣量都有逐漸減少的傾向，但是最大的理由是骨骼儲存鈣質的最重要時期，女性比男性少儲存二～三成之多。也就是說，女性因為儲鈣量較少，相對地會更早發症。

另外女性還有許多造成骨質疏鬆症的理由。包括年輕時儲存鈣量太少，而且停經之後女性賀爾蒙減少的加重病因。

停經之後骨骼會急速脆弱

許多女性在四十六、七年到五十二、三歲左右會面臨自然的停經現象。我們知道由這個時期開始，骨骼中的含鈣量會急速地減少。

我們也知道骨骼的含鈣量，一年之間才減少一％左右。但是停經後五年之間左右，會迅速減少約原來的三倍，甚至接近五倍的含鈣量（圖11）。

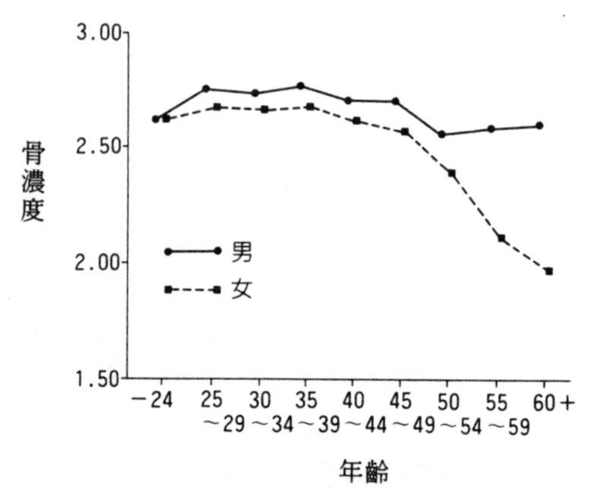

骨濃度在20～30歲左右時最大，停經前後的女性卻大幅降低，根據DIP法計算的骨濃度和DEXA法計測的骨密度大致相同。

圖11　加齡引起的骨濃度變化
（根據正木先生的報告）

我曾經調查過東京都養育院，針對相當於停經前後二十年之間的女性職員之骨骼變化情況。

這個調查對象是由四十歲到六十歲為止的護士，或者老人的看護人員、事務員，一共約有一百名女性，均以義工方式參加，在二年之間共計測他們腰骨的含鈣量三次。

這種計測方法是使用叫做「DEXA」的機械，以細弱的放射線由腰骨的一端平均地照射到另一端，在放射線不易通過的部位，計測骨骼的含鈣量。雖然這種計測方法，具有每人必須費時數分鐘到十分鐘左右的時間之缺點，但仍是能正確計測腰骨和全身骨骼含鈣量的最新方法，並廣泛地受到國際上的肯定。

我透過這種方法調查的大約一百名女性中，發現由停經起兩年之內的人會急速的引起骨骼脆弱；但是由停經後四、五年後的女性，其脆弱化的速度會逐漸減慢而穩定下來。

骨骼脆弱患者「鈣質的自相矛盾論」（calclum paradox）

停經一旦開始，由卵巢分泌的女性賀爾蒙量，就比以前快速減少十分之一左右。隨著體內女性賀爾蒙量在短期間急速地減少，其骨骼含鈣量也相對著急速減少（圖12）。從我所做的調查也確認出女性賀爾蒙一定擔任強壯保護骨骼的重要任務。

我們知道女性賀爾蒙具有抑制脆化骨骼的功能，以及促進強壯骨骼的功能兩種。

首先說明抑制脆化骨骼的功能。人類的血液含鈣量必須經常保持固定的濃度，以便幫助

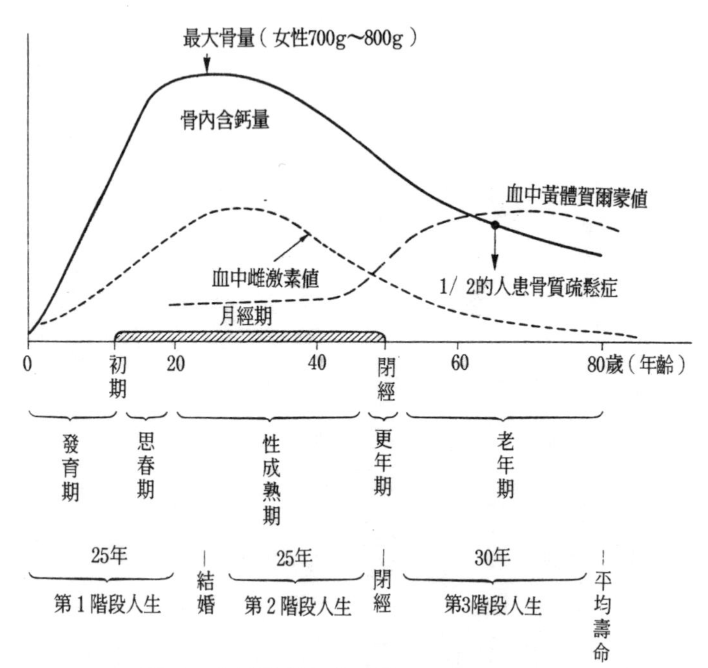

圖12　女性生活週期和骨骼鈣量的關係

全身細胞生存的活動。但是，萬一血液中的鈣質濃度過低，就有急速補給的必要。

如果偶然吃了許多高鈣量的食品，而這些食品殘留在腸道時，則身體會努力吸收腸內的鈣質，進行把它轉運到血液中的作用。但是，若腸道內十分缺乏含鈣量的食物時，血液的含鈣量就變得稀薄。

結果，身體會指令喉嚨前方的四個小豆粒大小的副甲狀腺，分泌出副甲狀腺賀爾蒙。

這種副甲狀腺賀爾蒙的功能強大，它會煽動削減骨骼之大型鏟土機的破骨細胞，進行逐漸削減骨骼，把鈣質送入血液的作用。

這種作用會一次溶解出太多的鈣質，使得周圍一片都蒙上鈣粉（雖在液體中），甚至骨骼附近的血管也都積存著部分的鈣質，因此在體內引起鈣質粉塵的公害。

根據許多醫生的經驗指出，一般骨骼脆弱的人，在腹部動脈等會沈積許多的鈣質，造成石灰化的傾向。這個理由就是由骨骼裡溶解出過多的鈣質。如此愈是骨骼脆弱的人愈容易產生動脈的石灰化，這種矛盾的現象，就是「鈣質自相矛盾論」。

預防骨骼削減過多的女性賀爾蒙

當血液中的鈣質不足時，副甲狀腺賀爾蒙會活躍作用來進行補足，但是女性賀爾蒙卻能抑制這項行動。結果，我們不得不接受血中鈣質多少稀薄的事實，可是最少是防止了破骨細胞在匆忙中削減了太多的骨骼。

假如進一步詳細的說明，就是破骨細胞也有競敵。這個競敵是由甲狀腺分泌出來稱之為「甲狀腺降鈣素」（calcitonin）的賀爾蒙，原來這種賀爾蒙在血液中增加時，破骨細胞會按耐不動。

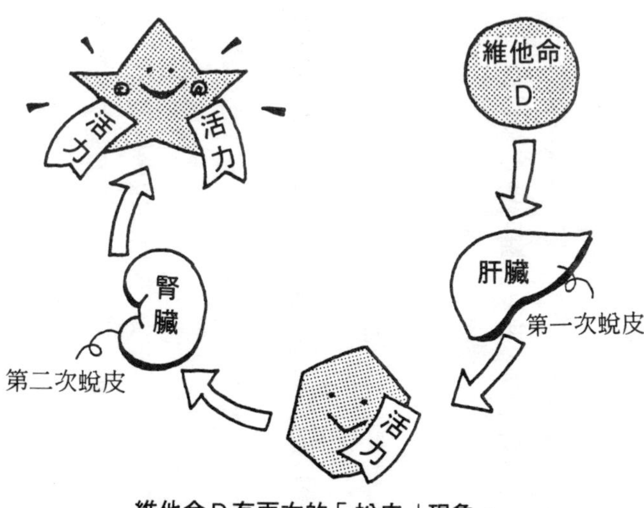

維他命D有兩次的「蛻皮」現象。

因為女性賀爾蒙會不斷的促使甲狀腺降鈣素發揮功能，所以破骨細胞只好收起它的鏟子安靜下來。也就是說：「女性賀爾蒙會促使稱為甲狀腺降鈣素的賀爾蒙更上一層地發揮功能，防止骨骼被削減。」這就是所謂抑制骨骼脆弱化的女性賀爾蒙功能。

女性賀爾蒙和維他命D的關係

女性賀爾蒙的強壯骨骼功能，是指它能活躍維他命D進行「蛻皮」現象。原來維他命D是經由食物攝入體內；或者接受陽光的照射，在皮下脂肪製造而使體內含量增加。如果維他命D保持原形是不會發生作用的。故促使維他命變形發揮功能的現象，稱之為「蛻皮」。

維他命D的功能是把含於食物中的許多鈣質運送到血液中，或者改善塗蓋鈣質於骨骼之小型骨芽細胞的功能等。因此，為了促使維他命D順利的發揮功能，就得漸漸地使維他命D變形蛻皮。維他命D在全身血液流動時，很幸運地在通過肝臟時進行第一次的蛻皮，就會被貼上一張活力標籤，又通過腎臟時進行第二次的蛻皮，就會被貼上第二張活力標籤。

完成二次蛻皮的維他命D，將比原來維他命D的作用強過一五〇〇倍之功能。而能夠幫助二次蛻皮的物質正是女性賀爾蒙。

由此可見，女性賀爾蒙是維他命D功能的媒介，不但幫助它把鈣質攝入體內，也幫助它把鈣質塗蓋在骨骼上，都大大有利於強壯保護骨骼。

強壯骨骼的功能

早在十～二十年前我們就已經知道，以上敍述的兩項有關女性賀爾蒙的間接功能。但在一九八八年，我們又發現女性賀爾蒙對於骨骼細胞有直接強壯骨骼的功能。這就是女性賀爾蒙的第三種功能。也就是說，女性賀爾蒙會直接地減少削減骨骼的大型鏟土機之破骨細胞的數量，或者增加在骨骼上塗蓋鈣質之骨芽細胞的數量。

但是透過於骨骼的直接作用來看，我們可想像得出女性賀爾蒙具有一股強大的助力。此外，經由這個事實，也可以證明女性賀爾蒙的缺乏和骨質疏鬆症是有牢不可破的關係。

由上面敍述的基礎研究結果；以及停經後女性賀爾蒙分泌減少時，骨骼含鈣量也成正比的減少等事實，不難看出女性賀爾蒙對骨質疏鬆症的病發預防，是擔任何其重要的角色。（圖13）

2 女性賀爾蒙不再分泌的情況

開刀切除卵巢的情況

有關女性賀爾蒙的分泌是針對停經除外，由於開刀切除卵巢或者天生卵巢機能不良的人加以說明。如果因為婦科疾病，例如，子宮肌腫因素而開刀摘除子宮的情況下，月經當然不會再出現。

但是大部分的情況，是會依然殘留下卵巢來繼續分泌女性賀爾蒙，不致構成骨質疏鬆症

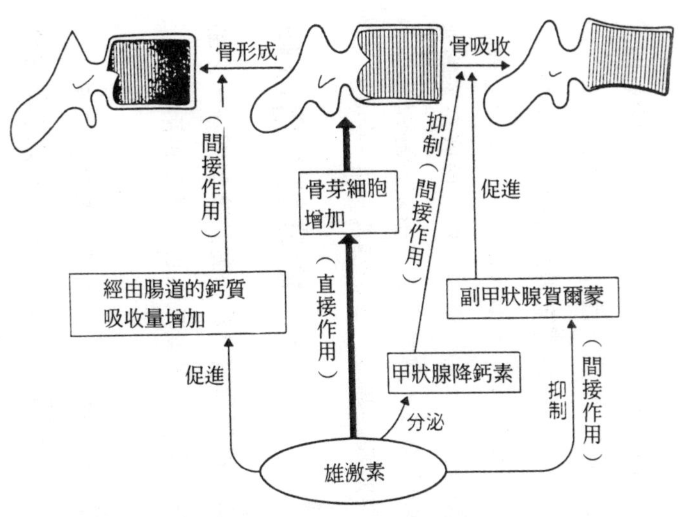

圖13　雌激素對骨骼的直接和間接功能

的環節之一。有時會切除兩側卵巢的一邊卵巢，但剩餘的另一邊卵巢是同樣可以分泌充足的女性鈣質需要量，不致發生問題。

至於因為卵巢腫瘍和子宮癌因素，不得不切除兩邊卵巢的情況下，女性賀爾蒙就不再分泌，結果才容易罹患骨質疏鬆症。

這種狀態稱之為「人工停經」，進行開刀的醫生當然會告知患者切除兩邊的卵巢之後是不會再分泌女性賀爾蒙，或者開始進行補充女性賀爾蒙的治療法。

卵巢功能不佳的情況

有人天生的卵巢功能不佳。卵巢的功能一旦不佳，女性賀爾蒙的分泌量也會減少，時而發生月經異常，時而缺乏女性體態，或者不容易懷孕、生產。

但是，有關月經不順、不易懷孕也包含許多種原因，是不能斷定是女性賀爾蒙缺乏所致。

因此當年輕時即發現徵兆的情況，應該接受婦科醫生的診察和檢查等，明瞭診斷的正確病因，這樣不但能夠預防骨質疏鬆症，也被認定有益將來過著健康的生活。

壓力的不利影響

除了天生的體質以外，如卵巢發炎症等也會造成女性賀爾蒙的分泌量減少。另外，強烈的精神壓力和快不快樂的感覺，也會使女性賀爾蒙發生變化。例如，依經驗得知，有人會因為苦惱或恐懼而食慾不振；或者老化導致女性賀爾蒙減少。相反的，如正紅得發紫的明星，經常受人注目、受人喝采，就會分泌出許多的女性賀爾蒙，人也愈來愈美麗了。

也許有人會認為精神狀態是不會真正影響身體，那只是感覺帶來的結果受人誤解，事實上，身體是不會被改變的。但是，我們知道腦神經前端會分泌賀爾蒙，也知道這裡分泌出來的賀爾蒙，常具有令人如痴如醉的麻藥效果。

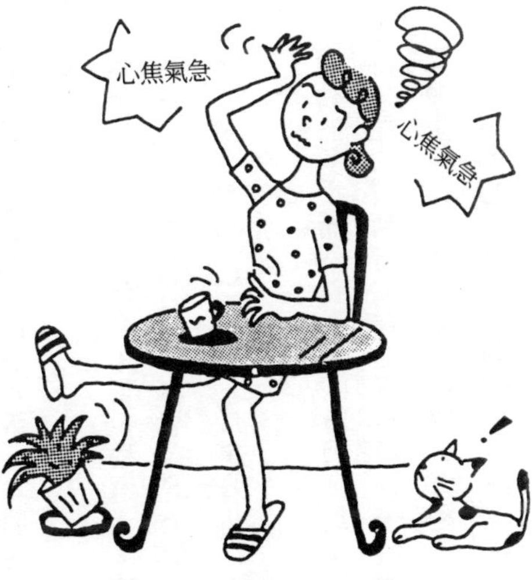

壓力是女性賀爾蒙的大敵

如此這般，精神狀態透過賀爾蒙分泌等來影響身體是一個「事實」，絕對不僅是「感覺上」的誤解而已。

可見女性賀爾蒙的分泌量會反映精神狀態而時增時減。當擔心、不安或壓力太大時，就有減少分泌量的可能性。

其原因是，身體眼見有不安的情況迫在眼前，就會估且不論女性的機能，先整頓保護生命而產生的狀態。例如，年輕女性有時過於熱衷節食，月經會發生自然停止的情況。這就是身體認為這位女性的營養不足，優先處理生命的生存問題，而出現停止月經的自我防衛反應。

女子馬拉松選手會骨骼脆弱嗎？

由於精神上的壓力或者飲食限制，造成月經周期錯亂，或持續無月經狀態的病例而言，可列舉出女子馬拉松選手。

一流的女子馬拉松選手必須以二個半小時左右的時間來跑完四十二公里的距離，故受到相當大的精神壓迫。因為以五十公斤的體重要移動四十二公里的距離，只能殘留需要的最小限量肌肉，體重輕盈當然更能發揮效果。選手為了這種考量，必須克服減重的痛苦。因此在忍受著這種痛苦和過度的跑步下，身體會減少女性賀爾蒙的分泌量，導致月經不規則或無月經現象。

我們已能判明這種女子馬拉松選手，比起同年齡層之不運動的女性，更顯得骨骼脆弱。而且在骨骼脆弱後，仍然每日不斷地奔跑，使得腳部和骨盤的骨骼持續地承受壓迫，造成骨骼疲勞，發生裂痕。這就是「疲勞骨折」。而這般的狀態會因為痛得無法跑步，因此必須休養。

運動過多反而不利骨骼的原因，是女性賀爾蒙參與其中所致。縱然是一流的選手，只要必須持久性的運動時，女性賀爾蒙就一定會受到影響。我們知道許多專業的短距離競走選手等，都發生月經異常現象。至於，僅是享受運動帶來快樂的業餘人士，其運動量就是有些過量，也不用擔心骨骼的強弱問題。故不妨認定，一般人的運動過量而會造成骨骼脆弱的說法等，簡直是無稽之談。

肥胖的女性較不會患骨質疏鬆症

肥胖是百害而無一利，不但容易罹患高血壓、糖尿病、動脈硬化等內科疾病，也會加速膝蓋關節和腰骨的老化，等到身體無法自由活動時，就會拖累看護他的家人。

肥胖唯一的好處是當罹患嚴重感染症和惡性腫瘍等疾病，導致食不下嚥的時候，肥胖的人數較能撐過長一點的時間。

可是沒想到，肥胖的人竟然比較不容易罹患骨質疏鬆症。這個理由若依據以前的想法，是由於骨骼若承受較多的壓力即能加強骨骼，因此，比瘦了承受更多負擔的肥胖者，骨骼當然較爲強韌。

事實上，我們得知肥胖的人，即使年歲增加，承受體重的腰骨和大腿骨等，也不易脆弱。

但是，根據觀察同年齡的標準體重女性和肥胖者女性，發現包括承受體重的手臂等骨骼的鈣質，肥胖者仍比清瘦的含量多。

由此看來，肥胖女性的強韌骨骼是難以單憑承受重力來解釋，所以才多方地研究這個理由。

結果判明皮下脂肪會製造類似女性賀爾蒙的物質。停經後的女性，仍然會殘留一些女性賀爾蒙的功能，而肥胖女性則會殘留更多，因此預防了骨質疏鬆症。原來在醫學上是身體剋星的肥胖，在骨質疏鬆症的預防上卻是相當有助益。

但是，綜合考量，仍需要把肥胖的程度，鎖定在增加標準體重的一〇％為限，如此不論是預防病症、追求長壽、或者防止骨折都能顯得理想。

第4章

骨骼擔任的兩種角色

1 強韌骨骼所需要的鈣量

鈣量的真面目

以堅硬誇耀的骨骼，會保護重要的大腦和心臟，在腳部和腰部以枴杖和柱子的方式羅列成形，擔任支撐的功能。但是這僅僅是表面性的功能，隱藏性的功能卻是蓄存鈣質。

一般而言，嬰兒出生時會由母親的身體分得二十八公克的鈣質，以此為其成長的本錢，逐漸增加全身的骨骼含鈣量，直到二十～三十歲，鈣質將蓄存到最高峰。

那麼，人類為何要在骨骼中留存鈣質呢?解答敍述之前，先說明何謂鈣質?

日常我們看得見之含有豐富鈣質的物質，包括蛋殼、貝殼、魚骨、石膏（chalk）等。

蛋殼和貝殼是由鈣質和碳酸結合而成;魚骨是由鈣質和磷酸結合而成;石膏是由鈣質和硫酸結合而成。這些含有豐富鈣質的物質，都具有又白又硬的共同點。此外，這些物質也都是由鈣和酸結合而成。可見不輕易露面的鈣質，一旦遇到酸就立刻會成雙的出現，好像鈣質總是害羞，不肯以真面目顯露在我們面前。

因此，幾乎所有的人都沒有見過鈣的真面目，只看過它和酸結合一起出現的模樣。若想要把鈣質分離的情況，可以把骨頭和蛋殼浸泡在醋等裡面，讓物質與酸接觸即可。

喜愛酸的鈣質，一旦接觸到比碳酸和磷酸更具魅力的醋酸，即會溶析於醋中。如此這般的，泡醋的蛋殼和醃醋鹽的小魚骨均會變軟。

血液中的鈣量濃度經常固定

雖然鈣質喜愛酸，但其溶析的速度和分量卻不多。至於溶於人體血液中的鈣量更是微不足道。

在人類的血液中一般溶有一〇〇毫升，即約九•五毫克左右的鈣質。簡易計算，即一公斤瓶子的血液溶有相當十分之一公克的鈣質。而如此微量的鈣質卻扮演著保障生命這麼重要的角色。

這種溶於血液中的鈣量會經常固定。依我們醫生在日常診療的經驗中，從來沒看過血液中的含鈣量，在每一〇〇毫升即相當九•五毫克的鈣質中，有超過一毫克的人或者低過一毫克的人。在身體內的各種成分中，能夠如此保持固定的物質極為少見。例如，血液中的蛋白質，有人每一〇〇毫升中有八・五公克；但也有人僅五・五公克。至於紅血球的數量，在每立方毫米中，有人是五五〇萬個，也有人是三五〇萬個。對於蛋白質和紅血球過少的人，會喪失體力、臉色蒼白，但不會因此立刻使生命遭受威脅。

但是，萬一醫生看到病患血液中的含鈣量過濃或過稀達二～三成時，就會大費周章的調查原因，努力加以治療。可見人類血液中的鈣質濃度必須經常固定，而且非固定不可。

這件事麻煩一點就稱為：「血液中的鈣質濃度恆常性維持結構」，或者稱為「鈣濃度的體內恆定情形」。再說，到底是如何來保持鈣質固定的濃度？為何有利維持生命呢？請看下面的說明。

捨棄於尿液和糞便中的鈣質

血液中的鈣質得自消化、吸收食物中的鈣質。但是，當血液中的鈣質增加太多，或已完成任務的情況下，會透過尿液和糞便，也有部分連同流汗的方式捨棄於體外。

如此鈣質由嘴巴進入體內，而以尿、便、汗為其三個出口。所以必須調整由三處出口流失的鈣量和進入體內的鈣量，才能保持血液內一定量的鈣質。

這裡的問題是，我們經常每日把體內一五〇～二〇〇毫升的鈣質，以尿液和糞便的方式被丟棄。至於體內為什麼要丟棄如此重要的鈣質呢？原因不明，據猜測大概是已完成任務的鈣質。

如果排出體外的鈣量，每日固定保持一五〇～二〇〇毫升，則每日攝入體內的鈣量也應保持固定量或者更多。但是任誰也無法保證會進食每日固定量的鈣質。

萬一，不能由嘴巴攝取充分的鈣質而導致鈣質濃度稀薄的狀態時，位於喉嚨前面的四個小豆粒大小的副甲狀腺會察覺，因此分泌副甲狀腺賀爾蒙。這種副甲狀腺賀爾蒙會搖醒棲息在骨骼表面之大型鏟土機的破骨細胞。目的是讓破骨細胞來削減骨骼，把鈣質運送到血液。

副甲狀腺賀爾蒙不僅從事削減骨骼把鈣質送入血液中的簡單方法，另外也進行重估捨棄於尿液中的鈣量，努力保留不必捨棄的鈣質。如此，我們體內血液中鈣質濃度恆常性維持的結構才能運作。

可是，屬於這個結構的一部分鈣質貯臟庫，其所製造的骨骼並非多得無窮盡。經過大型鏟土機的破骨細胞來削減骨骼，遲早是會用盡的。這個狀態就是骨質疏鬆症。

那麼，全身的骨骼通常儲存多少鈣質呢？

何謂「最大骨量」？

嬰兒出生時，全身骨骼大約蓄存有二十八公克的鈣質，約相當於體重的百分之一。比起大人相當於體重五十分之一的存鈣量，雖然顯得偏低，其實回想十個月前仍是精子，卵子時，幾乎是由零的狀態出發，能在短短的期間內竟然形成為二十八公克的鈣塊，這種結構是相當驚人的。我們知道當血液中的鈣質需要增加時，是得力於能幹的體內物質，這個物質類似副甲狀腺賀爾蒙，也在子宮內運作，不斷地把母親血液中的鈣質轉移到胎兒的血液中。

結果，同是鈣質，但是胎兒血液中的鈣質卻比母親血液中的鈣質深濃一些，如此才促進了骨骼急速地製造。

如以上所說，嬰兒在出生時骨骼即蓄存有二十八公克的鈣質，後來隨著母奶和斷奶食的攝取量增多，骨骼的鈣質蓄存量也跟著增加。

幼兒的成長呈現骨骼鈣量的增加和體重的增加，幾乎成為正比狀態。這種比例崩潰的時期在於青春期。到了青春期，無論身高和體重均接近停止的狀態。青春期過後，骨骼的鈣量

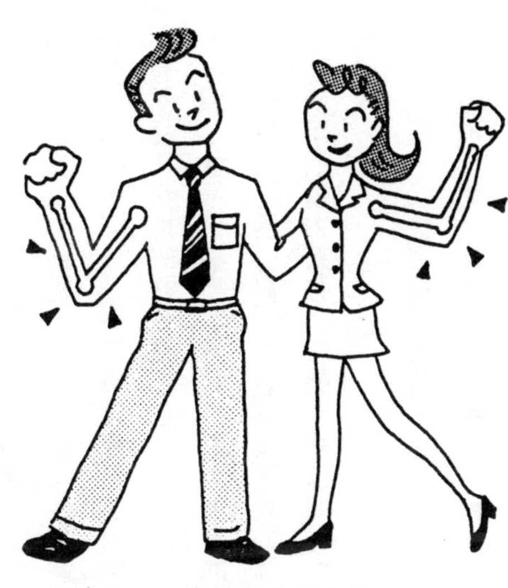

在20～30歲達到「最大骨量」

又繼續增加，並且在二十～三十歲層，全身骨骼的含鈣量達到最多的程度，這時，骨骼的狀態稱為「最大骨量」。

關於最大骨量的時期，作者表示大約在二十～三十歲層期間，至於正確的年齡則研究報告者各有其微妙的差異。由此可見何時會達到最大骨量，會有個人差異。另外也被認為會隨著被調查人們的生活習慣而有相當大的不同。

但是根據我個人調查的結果，覺得男性在三十歲前後、女性在四十歲前後顯現最大骨量。而且女性通常比男性稍慢。

女性之所以比男性提早二、三年面臨青春期，或許是上帝為了賦與女性保存「人種」的目的，故讓女性維持較長的成熟期。

女性的最大骨量是七百～八百公克

男性在最大骨量時期，全身蓄存大約一千公克的鈣質；女性則少二～三成，大約蓄存七百～八百公克的鈣質。這是造成女性骨骼比男性傾向細小的原因。可是有關女性最大骨量少於男性約二～三成這點的後遺症，影響所及，卻形成女性容易罹患骨質疏鬆症的原因之一。而且女性比男性的飲食量少且活動力低，可能也會影響女性骨質疏鬆症的病發。再進一步探究原因，就不得不說這是女性與生俱來的因素。

女性是透過分泌女性賀爾蒙來幫助強化骨骼，而男性是透過分泌男性賀爾蒙來加強肌肉，又使用活動力來強化骨骼。故只要女性和男性一樣的加強肌肉，並多加活動也能使骨骼強韌。

但是，女性賀爾蒙如前面敍述過那般，我們都知道，如果女性激烈地鍛鍊身體，就會發生月經不規則，甚至月經停止的現象，效果將適得其反。

再說，最大骨量的說明，只是表示體內的含鈣量，而不表示骨骼內的含鈣量。因為以目前使用的鈣量計測機，是根本無法僅萃取骨骼中的鈣量來計測。假如使用「ＤＥＸＡ」之計測機由頭部到腳底為止，來測量全身的鈣量，則所計測出來的鈣量有九十九％是含於骨骼中，其餘的一％則分布在肌肉和血液等不屬於骨骼的部分，且大多是溶於水的狀態。由於溶於水的鈣質濃度穩定，又僅占全身的一％而已，故全身的鈣量可同時視為幾近於骨骼的含鈣量。

骨量不到五百公克時要注意

針對二十～三十歲層的全身含鈣量，男性顯示的最大骨量約一千公克，女性約七百～八百公克。之後，根據觀察過許多人，發現年紀愈大平均鈣量也隨之減少。

前面提過女性在剛停經之後，鈣量會急速地減少，萬一全身的鈣量無法達到某一限度，即會出現背部和腰骨壓縮，或者手腳骨折等症狀。

至於全身鈣量是減少到多少公克的狀態，骨骼才會脆弱到發生症狀的程度呢？關於這點，隨著研究者的見解會略有不同。

但是一般的意見是針對鈣量儲存最多的二十～三十歲層之一百人中，其骨骼含鈣量相當於一百人中之最低和最後第二低的人，被視為「容易骨折的人」。雖然這種狀態到底相當於全身鈣量的多少公克尚無定論。但大致上的標準被認定為男性最大骨量僅剩一半時，也就是說五百公克以下，就容易造成骨折狀態。

骨骼鈣量容易減少到呈現危險狀態的人，除了在最大骨量時鈣質儲存量太少，同時在停經之後，也是骨骼容易急速脆弱的人。就如女性的骨質疏鬆症，年過五十歲病發的人數會開始增加，到了六十五歲約達五成，到了八十歲則約達七成的女性會得病。

另一方面的男性，我們知道其最大骨量的含鈣量較多，而且不用經歷停經現象，因此年齡增長後，其骨骼含鈣量的減少速度也較緩慢，結果男性的骨質疏鬆症，是年過六十歲病發人數才開始增加，直到八十歲才有五成的男性出現危險狀態。

「迅速失鈣」的人

先從全身的含鈣量來說明骨質疏鬆症的出現方式。就如同上述，男女有別是一般的情形。接著再詳細分析時會發現「年輕時的存鈣量少，因而形成骨質疏鬆症」。

有些人從年輕時活動力就不多，體格又相當瘦弱。自古就以柳腰、蒲柳之身材視為美女。例如，出現在竹久夢二美人圖中的女性，各個都是白嫩纖細。這種有關體質、家屬的遺傳因素，雖然對骨骼也有很大的影響，但是只要努力改善個人的生活習慣，也能有所彌補。

另外，雖在年輕時儲存了充分的最大骨量，但也有在中老年期發生急速減少的鈣質的人。

像這樣的人就是「快速失鈣的人」。由於停經後之數年間，骨骼中的含鈣量會如下坡一般的迅速流失，因此，停經後的女性即相當於「快速失鈣的人」。

至於因為身體活動不自由而癱臥在床，或者由於慢性關節風濕症而服用副腎皮質賀爾蒙（又稱為類固醇賀爾蒙）的人，也會快速流失鈣質。日本人的蛋白質攝取量，每日平均為八十公克左右，換了攝取約日本人七～八倍之多蛋白質的美國人，其體內為了分解蛋白質所產生的胺基酸，造成血液和尿液均呈酸性，結果鈣質不斷地流入尿液中而快速喪失。

大約七年前，作者曾計測過各種職業的女性骨骼含鈣量。當時我遇見一位「曾在戰前參加過奧運會」的女性。相遇那年，這位女性已是六十多歲，她的體格魁梧，不難看出代表戰前日本的女性。可是沒想到她的骨骼含鈣量卻非常的稀少。

她說退除現職之後，就改擔任競賽團體的理事和運動顧問，每天仍然過得相當忙碌，所以一律坐車代步，沒空運動，連走路也無機會。像這位前奧運選手，從前的最大骨量固然很多，但日後的運動不足，卻成為「快速失鈣的人」之例子。

成為由骨骼快速失鈣的人，其表現類似提早喪失鈣質的人。這是說如四十歲層之前半期提早面臨停經的人，或者開刀切除兩邊卵巢而提早停止分泌女性賀爾蒙的人，他們呈現的狀態，可說是名符其實提早喪失骨骼含鈣量。但是這種狀態和快速失鈣又或多或少有些不同。只是提早失鈣的人，大部分會快速失鈣，因此若併合兩項因素，則更易罹患骨質疏鬆症。

2 鈣質是點燃生命的火焰

促動細胞的鈣質

如上述的過程，骨骼若喪失超過限度的鈣量，就容易造成骨折的病症，稱之為骨質疏鬆症。為了讓各位更深入地理解這個症狀，所以敍述本節的主題：「鈣質是點燃生命的火焰」。

由食物攝入體內的鈣質，或者被大型鏟土之破骨細胞由骨骼上削減下來的鈣質，都會以一定的濃度溶於血液之中。

這些溶於血液中的鈣質，正是促動全身細胞的根源。細胞原本是製造人體的最小單位。透過各個細胞在各個崗位扮演各自的角色，我們才能形成一個人類生存下去。

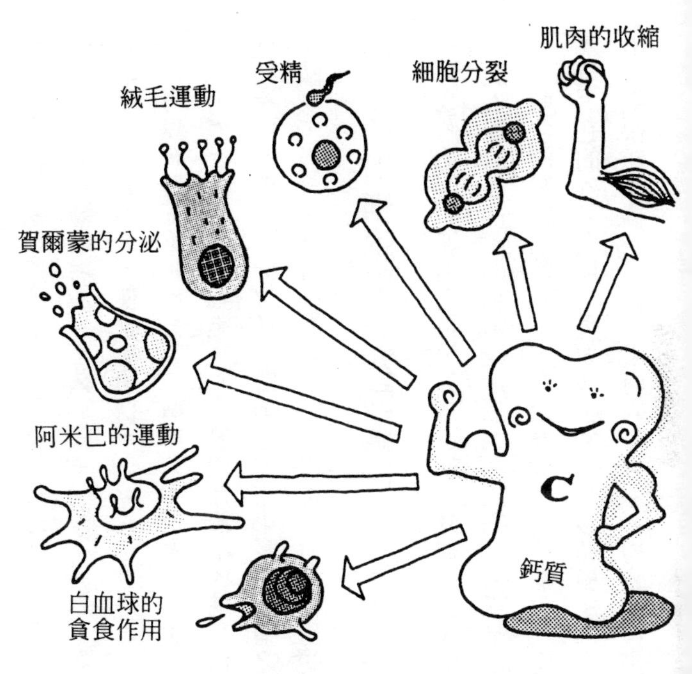

圖14　促進體內各種細胞運作的鈣質

例如：肌肉細胞在必要時會一下子收縮或放鬆。透過肌肉的收縮和放鬆，我們才能活動身體，運作心臟機能。而氣管中的細胞會波動「絨毛」之類似刷子般的纖維，產生排痰的功能。又如和白血球同類叫做巨噬細胞，會形同水母般的在體內晃來晃去，到處游泳巡邏，查看是否有細菌和異物侵入體內，一旦發現敵人，立刻釋放毒素或者咬它。

這些細胞全都透過所有的細胞或部分細胞來維續人類的生存。

一方面，女性的卵子一旦受精，細胞即會一個分裂成二個，二個分裂成四個，四個分裂成八個……不斷的增加，不久形成了胎兒。另外，當受傷或骨折時，具有修護作用的細胞會趁勢增加給與治療，使骨折癒合。

可見有些細胞經過分裂、增加來治療傷口，也有利於人體的成長和繁榮後代。

另外，胰臟的某細胞，一旦感受血液中的糖分增加，就會分泌稱為胰島素的賀爾蒙來降低血液中的糖分。而位於喉嚨前方的小小臟器，稱之為甲狀腺的細胞，會感受血液中的含鈣量減少，而分泌具有削減骨骼鈣量運送給血液作用的賀爾蒙。

鈣質進出細胞膜洞穴的結構

我們體內的細胞大約可分為運動、分裂增加、感受反應三大功能，透過這三大功能才有助於人類的生存。而且構成這三大功能的契機正是血液中的鈣質。

體內的細胞相當微小，必須把身體的一部分利用顯微鏡擴大一百倍，甚至一千倍才能看得見，它的外形大致呈現如橘子袋中一顆顆橘子的形狀。在覆蓋著稱為細胞膜的外皮之細胞中（很像顆顆橘子內含有果肉的部分），均裝設精密結構，包括製造運動的熱能；製造增加分裂的組織；反應感受而釋放賀爾蒙等。這個精密結構又稱為「細胞內的小器官」，最近隨著電子顯微鏡和特殊染色等方式，已能依序的解開它的結構和功能。原來促動這個精密結構的角色，是由細胞外側進入細胞內側的鈣質來扮演。通常細胞內幾乎不含有鈣質，猶如一公噸的水中，僅含有二分之一小匙的牛奶含量。

假如，細胞內平常含有過多的鈣質，則細胞內的精密機械就會經常全面運作，損壞機器。例如，血管是利用收縮變細，放鬆變粗來控制血壓，現在如果這個血管控制得太粗，則相當於每公噸水含有四百公升牛奶的鈣質會流入細胞中，造成細胞萎縮變硬。結果血管會變細引起高血壓。但是只要服用擋住鈣質進入細胞的藥劑，即能抑制高血壓。這就是抗拒高血壓的「鈣質拮抗藥」。

另外有一種肌肉的絕症，那是肌肉細胞內進入了過多的鈣質所引起，但是到現在仍未獲知適當的治療法。

估且不論鈣質在細胞內增加而產生的病症。通常細胞內的鈣質濃度會少到僅占血液中鈣質濃度的約一萬分之一，而且相當於橘子皮一般的細胞膜會開著小洞，隨著洞張開的程度，一部分血液中濃度高的鈣質會流入細胞內，時而運作細胞的精密機器，時而使其停止。（圖

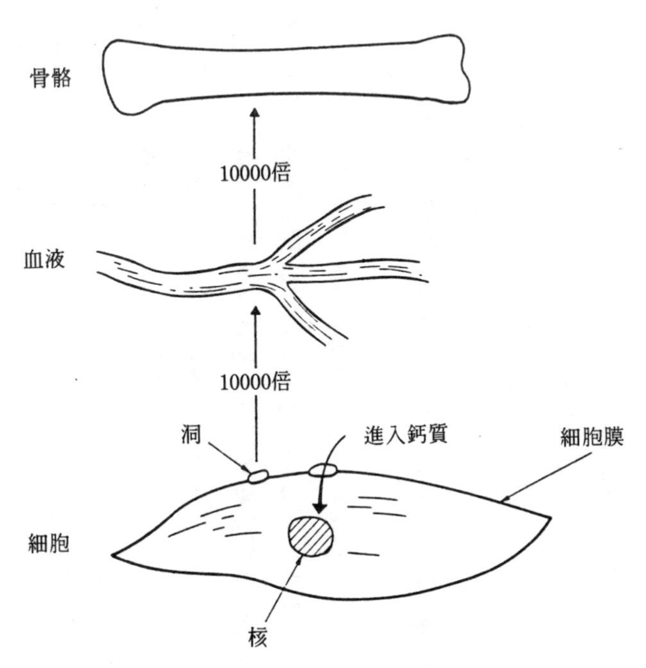

圖15　骨骼、血液、細胞的鈣質濃度比較

15）

至於細胞膜的小洞會在何時張開，除了鈣質以外會引進什麼其他物質進入細胞內呢？這都是重要的研究主題，也成為最新基礎醫學的關心課題。

一九九一年諾貝爾醫學獎，頒贈給第一次研究進出這個細胞膜小洞的德國馬克斯・布朗克研究所的尼亞博士和薩克曼士兩人。其實，鈣質進出的三個種類的小洞早就由日本人發現。

如此運作身體細胞的鈣質，必須經常在細胞外的血液中保持一定的濃度，這稱為「血液中的鈣質濃度恆常性維持結構」。

骨骼是鈣質的巨大貯藏庫

據推測裝造一個人體的細胞數大約有六十兆個。這些細胞會各自透過細胞膜小洞引進微量的鈣質，血液中的鈣質即或多或少的減少數量。而用來彌補這些血液中減少的鈣質，正是食品中的鈣質，結果骨骼卻扮演得不到補償保險的角色。

前面提過骨骼的存在是用來保護腦部和心臟，也用來支撐全身。因此，對於同屬動物的人類，骨骼當然也是不可或缺的角色。

骨骼的另一種功能是在必要時會把鈣質溶入於血液中，用來運作全身六十兆個的細胞。也就是說：骨骼擔任點燃生命火焰之鈣質的巨大貯藏庫的角色。

鈣質為了繼續點燃生物的重要生命，即使犧牲動物需要的強韌骨骼也在所不辭，結果才產生了骨質疏鬆症。

骨質疏鬆症

第5章 骨質疏鬆症的診斷方法

1 測量骨骼中的含鈣量

鈣質不怕強熱

到底你的骨骼中蓄存了多少鈣質呢?我想各位讀者都希望得知答案。首先，說明測量骨骼中含鈣量的方法。

通常要測量溶化於血液、尿液和自來水等水分中的鈣質、鹽分和蛋白質含量較為簡單。許多醫院已建立在數十分鐘即能自動的測量出血液、尿液中的鈣量和蛋白質量。又如測量糖分和蛋白質分量，只要拿試片浸泡在尿液中立即知曉。

如此這般，凡是溶於水的成分，其濃度和分量均能簡單地被計測出來。但是對於混合固形物的成分，要推定到底含有幾%就很難了。

骨骼的成分除了鈣質以外，還包含磷酸、水和蛋白質等，故利用這些成分的特徵來測量純粹的鈣質含量，稱之為骨量測定或者骨量健診。

把水加熱到一百度，即會蒸發成氣體並逃離骨骼。另外，把蛋白質加熱到二百～三百度後會如烤魚般的碳化，若再加熱燃燒會形成不留灰燼的氣體飛散。若把磷酸加熱大約六百度，也會變成氣體離開骨骼。但是鈣質加熱到一千度卻有依舊不變的性質。

由此可見骨骼的一些成分會隨著溫度加熱而變成氣體，現在我們就利用「鈣質不論溫度如何升高仍然會殘留」的性質，計測骨骼中的含鈣量。

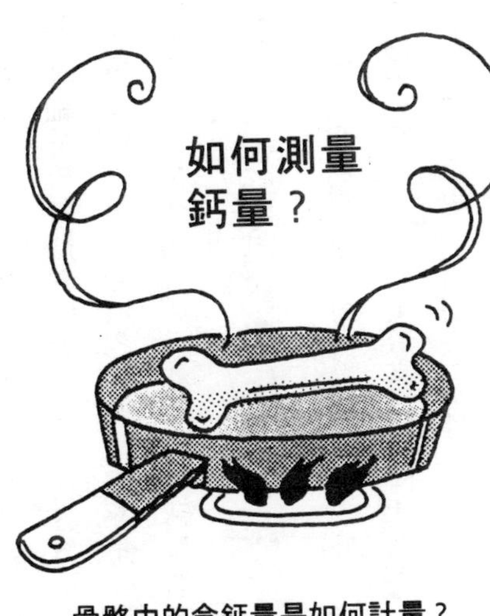

骨骼中的含鈣量是如何計量？

首先測知扣除水分的骨骼重量。這個重量只要把骨骼放入大約一百度的鍋內加熱三日，即能測量得到答案。

接著計測鈣質和磷酸兩者的重量，亦即骨骼中的礦物質含量（又稱為灰化重量），因此把骨骼在三百～四百度中加熱四～五個小時後放涼，再測量它的重量。

再說骨骼加熱到六百～七百度過了四～五

個小時後，會排除磷酸而達成只測量到骨骼含鈣量的目的。作者在此寫達成目的的原因，主要是詳細分析骨骼的成分，除了鈣質外，仍然含有少量的食鹽和重金屬。因此，想正確地獲知骨骼中的鈣量，要以高溫燒烤使骨骼成為粉筆狀，再浸泡在濃酸性的液體，使其溶化到透明為止。然後也和計測血液中的含鈣量情況，同樣地計測這個水溶液中的含鈣量。

人體的骨骼含鈣量極難計測

雖然我們可以針對含於骨骼的成分，逐一地正確測量它的重量。但是在低溫即會燒毀的蛋白質（膠原質）的重量應該如何計測呢？可以把扣除水分的骨骼重量減去灰化後的骨骼重量，就能計算出大概的蛋白質量。不過正確的計算法，只要把骨骼慢慢地燉煮即可。骨骼受到高溫燉煮，骨骼中的蛋白質就會溶化，這就是成為果膠材料的凝膠，也即是平常所謂的膠質。日本自古把膠質當作粘著劑使用。故膠原質又稱為膠質。

以上所說的測量骨骼成分，尤其是鈣量的計測都很容易。但是這些計測方法的先決條件是必須把骨骼由體內取出來測量。如果是實驗動物的骨骼尚可以使用這種計測方法，至於人體內的骨骼是無法使用這種方法。以前曾經試著由治療前或治療中的患者體內測量其骨骼的含鈣量，結果受盡了痛苦的煎熬。

如果針對骨骼鈣量大量增加或逐漸減少的變化狀況，只要進行尿液和血液的檢查，大致上就能掌握。但是針對骨骼含鈣量是多？或少？則即使是再小的骨折，除非直接能觀察到骨骼本身，否則很難達成目的。

現在為了達成這個目的，介紹採取如下的方法。

2　各種骨質疏鬆症的診斷法和健診法

以X光片攝影計測骨骼的強度

其中一個方法是透過骨骼X光片影像來調查骨骼的強韌度。至於X光片的攝影裝備，全國各醫院都有設置，即使個人開業的診所，三家中也有二家具備此設備。

最近研究開發出來的方法，是根據狀況把希望查看的骨骼部位，利用X光攝影裝置將其拍攝在X光底片上，再由影像來判讀骨骼濃度，或者掠過骨骼中的細小鈣質纖維（稱之為骨

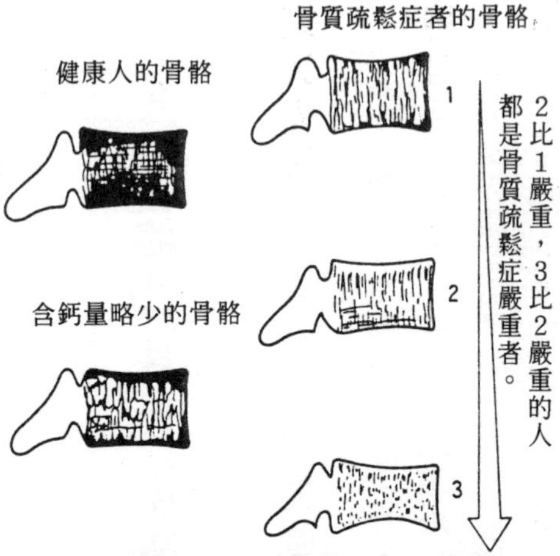

骨質疏鬆症者的骨骼

1

2

3

2比1嚴重，3比2嚴重的人都是骨質疏鬆症嚴重者。

健康人的骨骼

含鈣量略少的骨骼

圖16　由腰骨的X光影像來診斷骨骼強度的慈惠醫大式分類（伊丹指數）

梁）的粗度和數目（圖16）。尤其針對隨著年齡增長鈣量會逐漸減少，且又容易產生病痛和變形等背骨；以及由於骨折而癱臥在床的髖部骨骼，我們已進行衆多研究來判讀這些骨骼的強度。

掠過骨骼的鈣質纖維，當遇到骨骼脆弱的時候，是不會任何方向的纖維都一樣的變細或或一樣的消失。而是會先殘留支撐體重的主要鈣質纖維，其他不重要的纖維再依序地消失。

例如，腰骨的X光影像是呈四角形，其中的鈣質纖維會如網格的模樣，幾乎是縱橫方向呈等數的交織。

隨著骨骼的脆弱化，鈣質的纖維會變細，而橫向掠過的纖維數目會減少。最後橫向的纖維幾乎全部消失，僅剩下縱向的纖維占有在腰骨的四角方塊中。

我們知道當呈現這種狀態時，腰骨就較容易被壓縮，會以四人中有一人的比率發生骨折、變形的現象。

骨質疏鬆症的骨骼纖維會稀少

掠過背骨和腰骨中的鈣質纖維，橫向纖維比縱向纖維對支撐身體的任務較為輕度，所以遇到需要削減骨骼鈣質來補給血液時，就會先削減橫向掠過的鈣質纖細。

但是到了需要進一步削減骨骼鈣質時，那就不得不削減背骨中的縱向鈣質纖維。這種情況下，縱方向的纖維就會變得稀少。如此狀態可算是骨質疏鬆症已進入到中度嚴重的程度。而且我們知道骨骼脆弱到如此程度的人，會以十人中約有六人的比率發生背骨、腰骨骨折，或者骨骼變形的現象。

如果骨骼鈣質再進一步的溶出，則在背骨中縱向掠過的鈣質纖維即會完全地消失，再說橫向纖維已早就消失殆盡，因此觀察X光片影像，會發現骨骼呈現出如磨光玻璃一般的模糊。進入這般的程度，已是嚴重的骨質疏鬆症；在這種狀態下，會以十人中有九人的比率罹患背骨和腰骨骨折或變形。

雖然由X光片影像中只能照到其背骨的輪廓，無法看到骨骼中的鈣質纖維情況，但是只要以手術等方式來觀察實際的骨骼，就會發現掠過骨骼的細弱鈣質纖維。而除了鈣質纖維之外，其他的部分卻都由變化成脂肪的骨髓所占有。

雖然X光片攝影測量的骨骼含鈣量只能稱為「大致上的標準」，但是我會一方面給患者看X光攝影底片，一方面加以解說考量。這種使患者本人取得了解的方法應廣泛地推行運用。

國際上使用的「辛斯氏（Simis's）指數」

因為髖部骨折的情況大多會造成嚴重事態。因此國際上都使用「辛斯氏指數」來觀察髖部骨骼是否弱化。這種方法就是仔細觀察髖部骨骼的x光片影像，透過纖維消失的情況來明瞭骨骼的狀態，也就是說容易骨折的程度（圖17）。

髖部骨骼中有兩種纖維，其中一種是短小斜向掠過的鈣質纖維，另一種是既長且粗而且縱橫兩向掠過骨骼的纖維。當削減骨骼中鈣質時，首先會削減短小斜向掠過的鈣質纖維，直到辛斯氏指數在四度以下（即髖部骨骼僅殘留縱橫向掠過的粗長鈣質纖維之狀態），我們就可得知背骨具壓縮的比率，而且骨骼早已脆弱。

如此方法雖仍無法正確地計測骨骼的含鈣量，但是先前已經列舉兩種部位的骨骼為例，

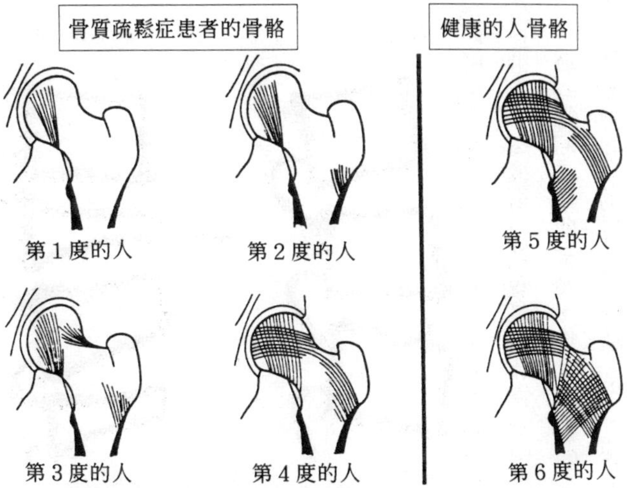

骨質疏鬆症患者的骨骼

健康的人骨骼

第1度的人

第2度的人

第5度的人

第3度的人

第4度的人

第6度的人

圖17　由髖部骨骼來診斷骨骼強度的辛斯氏指數

敍述由其X光片影像來推定骨骼的強度，以診斷骨質疏鬆症的優良方法。接著，我想說明包含這種方法在內，實際診斷骨質疏鬆症的方法如下：

X光片影像診斷法

首先對於曾傾訴「跌倒就會骨折」、「腰酸背痛」、「駝背」、「身高矮化」等的人，尤其是中老年女性，總要懷疑是否罹患了骨質疏鬆症。但是即使是二十～三十歲層的年輕女性。只要有偏食傾向、節食經驗、月經不順、子宮和卵巢被開刀切除，或者產後的情況，也被懷疑為比較年輕即病發的骨質疏鬆症患者。若有骨折經驗就在骨折部位、腰部和背部、髖

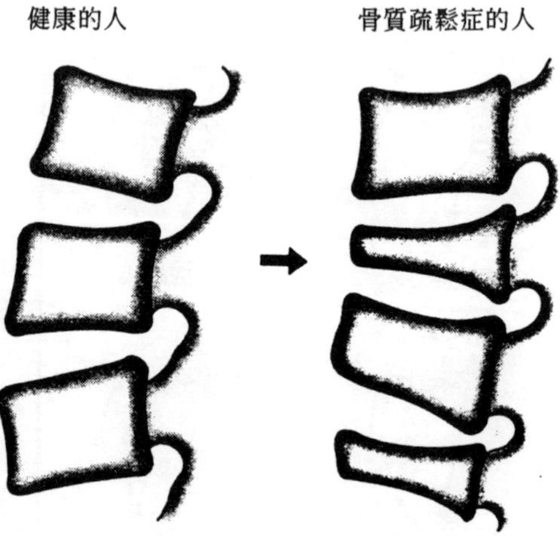

骨質疏鬆症的人

健康的人

圖18　骨質疏鬆症造成的骨骼變形

部骨骼進行X光片的攝影。（圖18）

結果，只要骨骼非常脆弱，則由X光片的影像觀察就能得知為什麼抬高物品或回頭轉身等些微動作，就會造成背部和腰背受到壓迫；甚至略微跌倒，竟然造成手腳骨折的狀態。

如果在X光片影像中即能看得出骨骼被壓縮或變形的程度，則可判定其骨骼含鈣量已降到不及健康人的五～六成之下。

至於，尚未出現症狀，但是隨時可能出現症狀的狀態又應該如何診斷呢？這時必須了解骨骼中鈣質纖維減少的程度。首先觀察背骨和腰骨的X光片影像，看看橫向掠過的鈣質纖維是否消失，然後再仔細觀察髖部骨骼中短小斜向掠過的兩種鈣質纖維是否消失而做診斷。

遇到骨骼是如此壓縮、骨折的情況，或者尚未骨折但已接近骨折的任何情況之下，均可認定骨骼中的含鈣量已減少為一半，甚至不及一半，也可說是骨骼已脆弱到有病的程度。

這種以X光影像的診斷方法，雖然比起下面要敍述的其他骨骼鈣量計測方法較為馬虎，卻具有一目瞭然，且能讓患者輕易地到許多醫院和診所接受檢查、診斷的優點。

利用放射線的「DEXA」計測法

計測骨骼強度的第三種方法是使用「DEXA」的機器來計測。使用「DEXA」，即能正確地計測骨骼中含鈣量（圖19）。它是改良能夠放射種類繁多的放射線之一般X光攝影裝置，使其改變成只能放射兩種性質不同之放射線的機器。

至於為何只列舉兩種放射線呢？因為第一種放射線的特性是：通過身體時無法區別腸道中的氣體和其他物質，卻能正確掌握骨骼和體內之脂肪的多少及輪廓；另一種放射線雖然無法正確的掌握骨骼的多少輪廓，但卻能正確地拍攝氣體、脂肪量和輪廓為其特性。

透過這兩種類的放射線，依據各放射線通過的情況，把體內的氣體和脂肪的影響以電腦數值化，再把骨骼的重量減去這些數值來計測骨骼含鈣量的機器，就是「DEXA」。

目前「DEXA」在日本僅普及大約一千部機器。根據推定，日本「有六百萬個骨質疏鬆症的病患」，亦即六千個患者才有一部「DEXA」機器的比率。這可說是極端地少，所

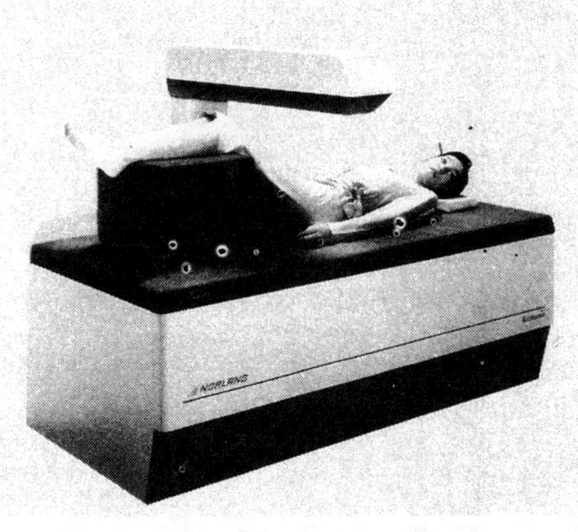

圖19　以ＤＥＸＡ法計測骨骼中的含鈣量

以並不是希望利用「ＤＥＸＡ」來測量骨骼含鈣量就能順利如願。

再說販賣「ＤＥＸＡ」機器的公司雖有數家，但以現況而言，因為計測值會因機種而異，以及鈣質降到多少公克以下會造成骨骼脆弱到何種程度等診斷上的癥結，均有待今後繼續詳細地研究探討。

雖然有這種的問題，但每隔一年或兩年就以同一機種的「ＤＥＸＡ」來測量全身以及腰骨的鈣質含量，就能使這期間變化較少。這是探知停經後的女性和節食中的女性是否有骨骼脆弱現象，或者今後會不會骨骼脆弱的有效方法。

另外當處於體內含鈣量最多的二十～三十歲左右的人們，想探知其骨骼鈣質貯藏量是否達到一般水準時，「ＤＥＸＡ」也是理想的測量機器。

簡便的X光攝影法「MD法」

也有一種使用X光底片簡便計測骨骼鈣量的方法。那就連同各種厚度的鋁板，一起拍攝手骨的X光攝影，讓電腦記住X光底片上不同厚度鋁板的影子，再計算骨骼的影子是相當於那一塊鋁板厚度的方法。

這種方法稱為「MD法」，是日本於一九八〇年由濱松醫科大學的井上教授開發而成，也因此契機使得日本國內開始研究骨科的醫生人數增加許多。

這種方法的優點是只要具備X光攝影裝置的醫療機關就能進行，故全國任何地區的患者都能輕易地使用。但是它只能測量手指骨骼的含鈣量，所以對說不定想計測全身和腰骨鈣量的人會感到不滿意。再說以X光片影像來計測分析，往往會因攝影和沖洗條件的影響，或多或少有數值差錯的可能性，故比起「DEXA」法的正確性略差。

但是，也有人認為手指X光攝影是由幾百個人的集團檢診中，篩檢出骨骼非常脆弱的人之最好方法。因此，今後只要採用調查骨骼強度為職場和學校健康診斷中的一個項目時，我認為就有必要使用MD法和改良MD法的DIP法。

檢查腳踝骨的「阿基里斯」法

使用放射線照射骨骼以探知骨骼強度的測定法雖是個簡易的方法，但卻存在著許多缺點。例如，孕婦和幼兒最好不要照射放射線，而普通人也儘量少接觸為宜。

另外，操作放射線機器的人員，必須由具有特別資格的技師來擔任。並且要設置無法穿透放射線的鉛壁圍著機器和使用人，避免周圍的人受到放射線之害等，都是使用不方便的一面。

相比之下，超音波對於人體的害處就較少，因此適合找出心臟、肝臟等體內之種種臟器之病症的方法，在醫療界上急速地普及化。

使用超音波來計測骨骼含鈣量的方法，大約由十五年前開始著手研究，十年前在美國開始使用於馬匹的調查。因為馬匹的體重很重，卻僅僅使用細細的腳骨疾行，故骨骼時常發生龜裂，或者小骨片在關節內剝離。結果會痛得腳部無法承受充分的體重，造成骨骼的鈣量減少。為了趁早發現這種現象，才使用超音波診察。

由於這個契機，之後便開發計測人類骨骼含鈣量的「阿基里斯」機器，於三年前開始在日本國內使用。它是一種只要把腳踝踏上踏腳台上，即能計測骨骼狀態的便利機器。它不必像X光攝影需要圍起鉛壁保護，故不論健身房或社區均能設置，而且任何臨床檢查技師均能操作，都是它的優點。

因為腳踝骨類似背骨是呈現四角形，它的內部是海綿狀的骨骼形成，可說是早期發現全身鈣量減少的良好部位。

以上敍述的各種計測法，首先，你應該打聽鄰近的醫療機關，能夠提供何種計測骨骼含鈣量的方法，或者是否接受探知骨骼是否脆弱的診斷。因此，下一章開始敍述的探知自己骨骼含鈣量，正是骨質疏鬆症的預防和治療之出發點。

另外，最近日本的衛生所和市區鄉村等健診也準備納入強化骨骼一項，而且已試驗性的實施「骨骼精密檢查」的地區也增加，這一切可說是有利探知自己骨骼狀態的良好情況。

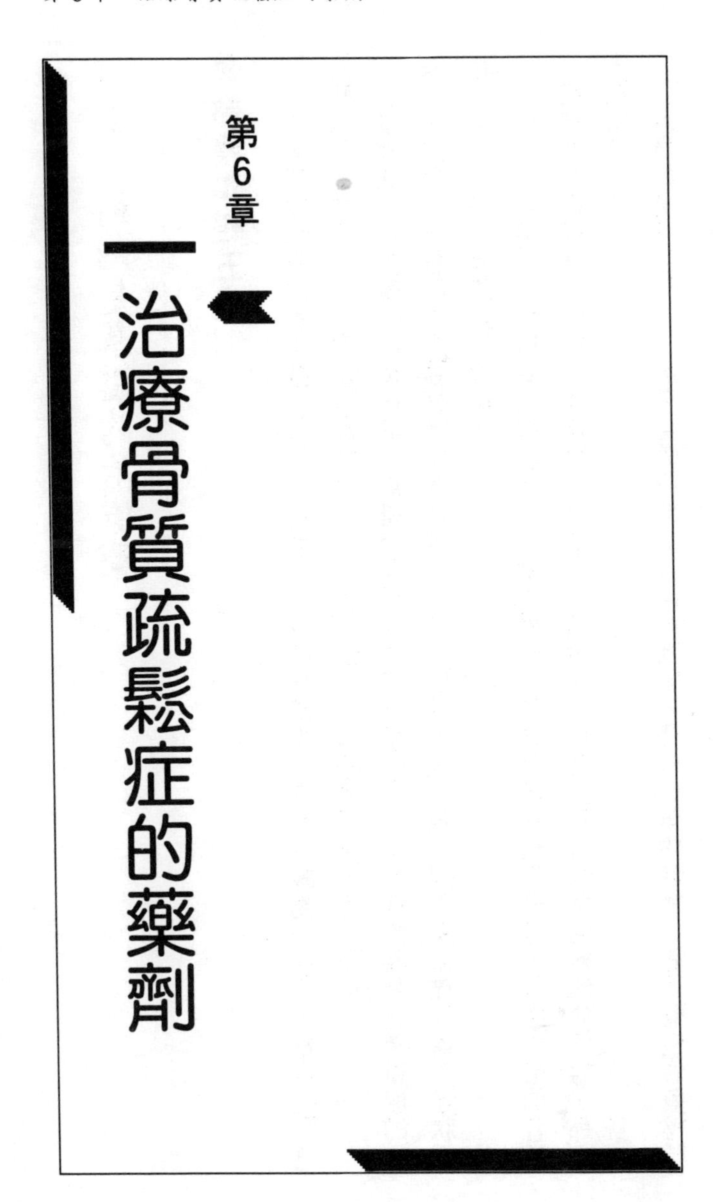

第6章 治療骨質疏鬆症的藥劑

1 鈣劑是基礎的治療藥

骨骼會年輕五歲

許多醫生認為隨著年齡的增長，骨骼中的鈣量會減少，當被診斷為「骨質疏鬆症」時已為時太晚，無法治療，即使服藥也僅能防止惡化而已，但是我卻不如此認同。

根據我個人所做的治療經驗，或研讀國內外之研究報告的結果，我認為骨質疏鬆症的治療，可以利用內服藥劑來強韌骨骼或者預防骨折。所以，我認為「服用藥劑僅有遏止症狀惡化的效果」是一個錯誤的說法。

但是，如果期望服用藥劑就能使已經壓縮變形的背骨和腰骨恢復成原來之圓柱形的骨骼，或者把掠過骨骼之所有鈣質纖維，由幾乎完全消失的狀態，恢復成密密麻麻的狀態，那也未免過於困難。

因為如果可能的話，那麼身體的部分就能由老年人變成青年的狀態，而骨骼也會變得長生不老了。

目前可知的效果是預防年齡增大而骨骼脆弱，並多少強韌骨骼，使其年輕五～十歲，甚至接近二十歲。

但是也許有些醫生會說：「讓骨骼年輕二十歲，這樣的效果未免太言過其實？頂多可年輕四～五歲罷了。」我對於這種論點的醫生並無太多的反駁。

因為即使只讓骨骼年輕五歲，則最令人頭痛的髖部骨折就能在不知不覺間延長使用壽命，由於這樣的人突然暴增，因此產生「萬萬歲」（發生髖部骨折的平均年齡在七十～八十歲。多發生於女性平均壽命八十二歲的五年前左右）。

那麼，服用藥劑和過著強韌骨骼的日常生活，哪一者較有效果呢？當然是兩者併用最具效果了（圖20）。

運動的效果也是可以匹敵有效的藥劑。

日常飲食、日光浴、運動等都是強韌骨骼的有效方法，但如果期待在短期間內獲得確實效果的「確實性」，那就無法和藥劑匹敵了。

治療內容		手骨含鈣量的變化（一年後）
A.	鈣質900mg／日，NAF 50mg／日 維他命D 50,000IU／每週2回	無變化
B.	鈣質900mg／日，NAF 50mg／日	無變化
C.	NAF 50mg／日	－（減少）
D.	鈣質900mg／日，NAF 50mg／日 女性素醇（estriol）2mg／日	無變化
E.	鈣質900mg／日。	＋ 增加
F.	女性素醇（estriol）2mg／日	＋ 增加
G.	鈣質900mg／日，女性素醇2mg／日	＋ 增加
H.	不做任何治療	－（減少）

對於 A～H 為止，每群 10 人以上的骨質疏鬆症患者投與各種藥劑。包括服用鈣質，女性素醇（estriol）或者兩者均服用的患者（即E、F、G群），在一年後觀察其骨骼強度的變化。

圖20　服用藥劑引起的骨骼變化

有效果的乳酸鈣

在各種藥劑中，最基本的仍然以飲食來彌補鈣質的不足。我建議每日服用約五公克的乳酸鈣，這般的內服量相當於九二〇毫克的鈣元素，比起飲食攝取的量多了許多。

這個藥劑加上每日飲食攝取的鈣量（平均約五百毫克），則每日合計可以攝取到約一四〇〇毫克的鈣量，因此，增加了骨骼的含鈣量，形成治療的一個環節。所以，我認為應該多加攝取鈣量。在國外，攝取大量牛奶、乳製品的國家中，每日攝取鈣質平均一千毫克以上的國民並不稀奇。因此，分早、中、晚各服用一．七公克的乳酸鈣，就能獲得充分的鈣量，而實際服用的患者，其印象中卻尚未到吃不下其他食物的範圍。

另外，鈣劑幾乎毫無副作用，服用量過多時，消化、吸收的比率也相對的減少，偶而也有訴苦胃下垂、食慾不振、糞便變硬的便秘等現象。

有這些情況的人，我會建議他停止服藥。

因為日本人由飲食中攝取的鈣量原本不多，故和我一起從事研究的滝澤醫生報告說：「只有服用鈣劑，一年後的骨骼含鈣量就能增加。

可見鈣劑對於骨質疏鬆症，是任何年齡的女性（當然男性也一樣）之必要的基礎治療藥。

2　何謂賀爾蒙補充療法

令人矚目的賀爾蒙補充療法

被診斷為骨質疏鬆症的女性中，服用女性賀爾蒙（雌激素）有效果的人包括：停經後不久的五十歲層、六十歲層的女性，或三十歲層、四十歲層的年輕女性在不得已的因素下開刀切除兩邊的卵巢，因此造成月經不來、周期異常、量少等缺乏雌激素的女性。

像這類的女性，體內賀爾蒙大多分泌不足，結果造成骨骼脆弱，故必須服用女性賀爾蒙來補足。這就稱為「賀爾蒙補充療法」（ＨＲＴ）。

我們都知道女性在四十～五十歲層會自然的面臨停經現象，而且停經之後骨骼即會急速地脆弱。所以乍看之下，女性賀爾蒙的補充療法被認為是女性必要而不可缺的治療法。但是這個年代的女性並不見得每個人都有必要接受賀爾蒙補充療法。這是為什麼呢？因為它被認為有容易發生致癌的副作用，或不定期出現如月經般的出血狀況，這也是女性賀爾蒙補充療法仍無法廣泛使用的理由。

什麼是令人擔心的副作用

服用女性賀爾蒙可能導致的癌症有子宮癌和乳癌。所以過去曾經因為上述癌症原因而接受手術等治療經驗的人，或者母親姊妹等近親中有人曾經罹患這類癌症的情況下，最好避免接受賀爾蒙補充療法。

但是，最近各種的研究報告指出，只要技巧地組合賀爾蒙療法，以及另一種女性賀爾蒙之黃體賀爾蒙（又稱為黃體酮），則不但不會導致子宮癌的發生率增加，反而有減少的可能（圖21）。又有另一種報告指出，雖然持續服用十年的女性賀爾蒙會增加八倍的子宮癌發生

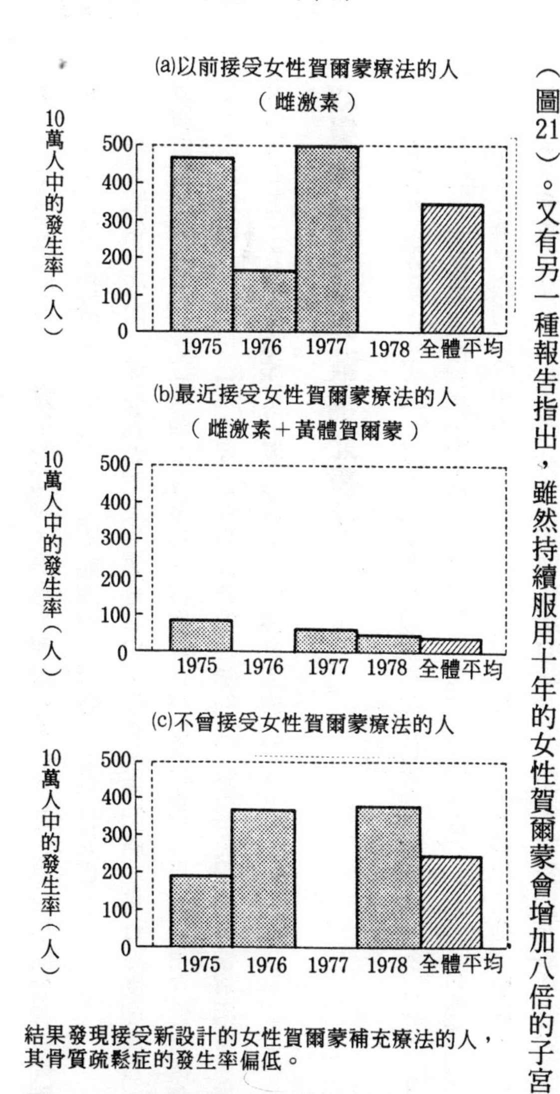

結果發現接受新設計的女性賀爾蒙補充療法的人，其骨質疏鬆症的發生率偏低。

圖21　女性賀爾蒙療法和子宮癌的發生率（Gunbrel 等人的報告）

率，但是只要定期的接受醫生的問診、檢查，則即使癌症發生，也能早期發現而受到早期治療。故對於接受賀爾蒙治療的人，絕不能說他會因致癌而容易死亡。

也有的報告指出，雖然乳癌的發生率會增加，但發生後的病症進行速度卻緩慢，最後統計服用女性賀爾蒙之死亡率卻沒有增加。當然也有相反的報告，指稱服用女性賀爾蒙即會致癌。因此才建議過去自己或血親曾經有過致癌經驗的人，就避免服用女性賀爾蒙。但是對於其他人而言，賀爾蒙治療法仍屬可以接受的良好治療法。

效果顯著的賀爾蒙補充療法

也有報告顯示，如美國一般會把藥劑的效果和副作用仔細向患者說明（Informed Conscent）的方式已形成慣例的國度裡，有接近三成之停經後女性，均接受女性賀爾蒙補充療法。這是因為美國的女性知道：是否該接受賀爾蒙補充療法或選擇其他治療法等，只要仔細聽取使用藥劑的說明，並且充分理解其副作用的話，則女性賀爾蒙補充療法絕對不是危險的治療法，而且還有許多的優點。

屬於女性賀爾蒙之另一副作用——月經般的出血，會使許多人在治療開始後的第二～三個月停用，但對於持續到六個月以上的少數人而言，則可以設法採用改變藥劑的種類和分量，或同時併同黃體賀爾蒙的服用方式，大多能有所改善。

此外，對於心臟、腎臟、肝臟功能低落的人，或者血管內有血液凝塊（血栓）的人，可能受女性賀爾蒙的影響使症狀惡化，故應排除於符合名單之外。但關於這點也有人認為不必擔心，見解分岐。

到目前為止，我一直強調女性賀爾蒙補充療法的副作用，和不能接受這種治療的人。因為這種治療是骨質疏鬆症藥劑治療法中，對人體最有影響的。最近賀爾蒙補充療法又稱「HRT」，成為廣為人知的治療法，故為了讓各位熟知它的優點和缺點，才針對副作用等特別詳細敍述。

當然女性賀爾蒙對於骨骼的確有優越確實的作用。我們曾對十個女性，每日處方二毫克的鈣劑和女性素醇，為時十五個月，結果每人手臂骨骼的鈣量平均增加6％，這可做為骨質疏鬆症藥效明白顯示的病例。

又有一次，針對全國各類大學和醫院中約六十個骨質疏鬆症的患者，事先讓他們了解所服用的是偽藥或女性素醇。然後在大約一年後計測其骨骼含鈣量，採用的是讓醫生和患者都清楚服用的是哪一種藥劑、無先入為主觀念的「雙重盲檢法」之臨床檢查。

結果，服用偽藥的約半數病例，其骨骼的含鈣量雖然減少，但是服用女性賀爾蒙約半數的病例，骨骼含鈣量卻增加。其中差異約四・六％，因此，即使只服用作用比較弱的女性賀爾蒙，一年內的骨骼含鈣量也能增加三～五％。

3 受人歡迎的維他命Ｄ劑

改善鈣質吸收的維他命D

女性過了七十歲以上，固然骨骼鈣量的減少速度會趨於緩慢，但到了這個時候，與其說會因缺乏女性賀爾蒙而骨骼脆弱，不如說由於鈣質的消化、吸收低落，而使形成骨骼的細胞元氣喪失，才造成骨骼脆弱。結果想強化骨骼就得增加腸道攝取入體內的鈣量，所以服用提高製造骨骼細胞功能的維他命Ｄ，尤其是活性型維他命Ｄ，就更具效果。

凡是在第二次世界大戰中度過幼兒時代的人，我想大多曾經歷過把一滴肝油滴入茶中，或者把肝油加入凍膠蕊中不搖動即喝下去，來當作強身藥劑服用。

或許有人會於戰後的孩提時代，服用過一種稱為「chocora D」的維他命D藥劑。這些都是溶於油中的維他命D，且當藥劑服用，但是它們到底和醫師處方的活性型維他命D有何不同呢？

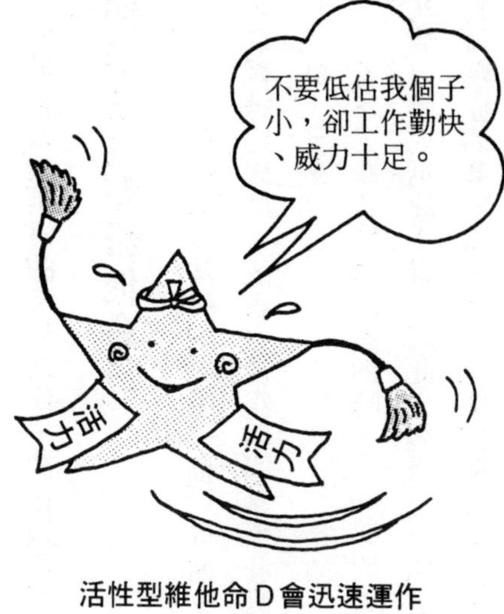

活性型維他命D會迅速運作

含於肝油中的維他命D若服用許多，當經過全身時，有一部分會通過肝臟。當這部分在通過肝臟時發生蛻皮現象，即會被貼上一個活力標籤。經過這個階段，就多少有利於骨骼細胞的運作，以及幫助鈣質的消化、吸收率。

貼上一個活力標籤的維他命D會再度循環於血液中，其中一部分會通過腎臟，而通過腎臟的那些維他命，若產生第二次的蛻皮，則會再被貼上另一張活力標籤。

被貼上肝臟活力標籤和腎臟活力標籤的維

他命D，雖然比起原來的維他命量，已降到微不足道的分量，想不到它強化骨骼的作用，以及幫助腸道對鈣質的吸收功能，卻比以前增加一五〇〇倍的威力。

何謂活性型維他命D

其實把維他命當藥劑服用，也只有極少數的維他命D能貼上兩個活力標籤。如果患有肝臟或腎臟的病症，或者由於年齡因素而肝臟和腎臟的功能已劣化時，都是很難進行蛻皮而技巧地貼上元氣標籤。

後來認為當作治療藥劑時，若一開始就使用已貼上一張至兩張活力標籤的維他命D，則其藥效會更迅速確實，因此才製造出已貼上腎臟活力標籤的維他命D，約於十年前開始當骨質疏鬆症的藥劑出售。這種藥劑稱之為Alfacaclcidol錠。

假如讓這種藥劑進入血液中的情況，那麼就容易通過屬於大型臟器又血液流暢豐富的肝臟，同時也能輕易地貼上肝臟活力標籤。因此，又考量到如果一開始就服用已貼上肝臟和腎臟兩張活力標籤的維他命D藥劑，那麼，效果豈不更迅速確實，故又開發出另一種藥劑稱之為Colcitriol錠。

任何一種根據維他命功能發揮更強的理由，均取名為活性型維他命D。所以最近醫生處方的維他命D是不同於肝油和「Chocdra D」，而都是這種活性型維他命D。

但是如果認為藥劑能快速發揮藥效，而且效果更明顯更突出，即能更有利於身體，這倒也不盡然。原因是醫生會不得不注意原本不希望出現的藥劑副作用可能會產生。

所以，活性型維他命D不是任何人都能向藥局購得而自行負責的服用。是必須透過醫生的處方，並在醫療機構的監督下接受作用及副作用的檢查等，才決定內服的必要性。這點就和副作用少的肝油等大不相同。

活性型維他命D的副作用雖偶然才發現，但卻有食慾不振、浮腫和腎臟功能呈現暫時性劣化的現象，但是任何副作用都不合構成重症。另外也有不常見的副作用，即由腸道吸收過多的鈣，造成血液中的鈣質濃度過大。

在前面「鈣質是點燃生命的火焰」一節中提過，血液中的鈣質會保存固定的濃度，這正是讓存在人體內之六十兆個細胞發揮功能之不可缺少的條件。所以，由於活性型維他命D的副作用，當血液中的鈣質濃度超過二〇%時，會產生食慾不振，而超過三十～四十時，會產生意識模糊。

為了趁早發現這種副作用，因此，有時要向醫生說明自己的症狀，並需要加以檢查。

Alfacaclcidol錠的效果

活性型維他命D的特徵是女性賀爾蒙相比之下，其效果明顯而副作用又少，是醫生較能安心處方的藥劑。因此，日本大醫院使用於骨質疏鬆症藥劑中的，半數以上都是活性型維他命D，它也是受大家歡迎的治療藥。

作者曾針對每日服用一微克Alfacaclcidol錠和每日服用五公克乳酸鈣的十個女性，進行服用十五個月期間，其手臂骨骼含鈣量的變化。

結果發現平均增加一〇%的骨骼含鈣量。這個增加程度是我經驗之藥劑治療法中，效果最高的藥劑。

後來獲得全國二二八個醫院的醫生之協助下，針對服用活性型維他命D之約一二〇〇個患者為對象，來調查減少多少骨折比率。這個方法是事先拍攝這些調查對象的背骨和腰骨的X光片，然後給這些患者每日服用一微克的Alfacaclcidol鈣，而別的患者卻不做特別治療的方法。我事先曾向患者說明治療的主旨，使對方充分了解而決定是否接受治療，不論是否接受治療，在一年後會再次拍攝背骨和腰骨的X光片。

如這樣的方法也算是對患者進行的臨床研究工作之一，乍看之下好像是人體實驗，其實是因為除非實際的研究過患者，否則無法正確的看出效果和副作用。

後來由研究報告發現，沒有接受任何治療的骨質疏鬆症的患者，每年每人以平均一個事件的比率發生背骨壓縮或變形的病症。但是服用Alfacaclcidol錠的人，則背骨和腰骨壓縮變形的情況是每年每人平均〇・五個事件的比率。

也就是說，Alfacaclcidol錠能減少半數的骨折危險性。後來前東京大學教授，折茂肇先生和我又針對八十六個患者進行同樣的臨床研究，結果服用Alfacaclcidol錠的人也減少了骨折頻度。這種骨折抑制效果對髖部骨折而言，也一樣有效，所以，引起最麻煩骨折的髖部骨骼頸部骨折也大約可減少半數的危險性。換句話說，這種藥劑能減少一半由於上述骨折而癱臥在床的機會。

另外，六十歲前後的人、七十歲前後、甚至八十歲前後的人，均隨著年齡的增長而使容易造成背骨和腰骨骨折或壓縮的人增加。但對於服用Alfacaclcidol錠的患者，一樣能降低八十歲前後和七十歲前後的人之骨折和壓縮的比率。

Calcitriol錠的效果

關於Alfacaclcidol錠的效果，在日本國外雖然尚未進行一年以上之長時間的臨床研究，但在外國卻已有人從事長時間研究同屬活性型維他命D稱之為Calcitriol錠的藥劑，探討其減少骨折的情況。

Golagar博士曾針對在美國兩個大學醫院看診的骨質疏鬆症患者，在不做任何治療下調查其背骨和腰骨的骨折比率，做為服用Calcitriol錠的人的比較性數據。結果，一年之間沒有接受治療的患者中，一千人就有八三〇人左右的比率發生背骨和腰骨骨折。

但是服用Calcitriol錠一年的患者，其骨折比率約二分之一；而服用二年的患者，骨折比率為約三分之一；至於服用三年的患者，則降低到四分之一的比率。

可見，長時間服用活性型維他命D的人，其骨折比率也愈少，而且具有壓抑老年容易骨折現象的作用。

4　由牧草研發出來的Ipliphrabon藥劑

Ipliphrabon的效果

正處於發育盛年的小牛和小馬，吃了牧草之後身體會急速地成長。而同為牧草，但有一種稱為「美國苜蓿」類似三葉草的植物中，卻含有促進成長的成分，因而進行研究工作。

結果發現這種牧草中含有稱為Ipliiphrabon的成分，並且獲知這個成分不但能促進牛馬的成長，而且具有強壯骨骼的作用。

經過這樣的研究過程，Ipliphrabon大約於七年前開始當作骨質疏鬆症的治療藥，成為醫療機關給與患者使用的藥劑。目前，日本、義大利等國都對患者開這種處方，證明不接受這種藥劑治療的人骨骼會脆弱，而服用Ipliphrabon藥劑的人，骨骼有些微轉強跡象。

以上敍述種種針對骨質疏鬆症的治療藥，首先是基本的鈣劑，接著是屬於女性使用的女性賀爾蒙，之後是男、女性通用的活性型維他命Ｄ、Ipliiphrabon藥劑，可說都是目前日本通用的藥劑。另外於兩年前出現的Calcitonin製劑的注射藥和Elactonin藥劑，也被證明若長時間使用則有強壯骨骼的效果。具體的說，許多醫生除了處方鈣劑之外，大多會追加處方一劑或兩劑的藥劑。

所以，不願意到醫療機關治療骨質疏鬆症的人，或考慮做預防的人，可以自行到藥局購買含有鈣質和維他命D的鈣劑，也是自我服用藥劑的方法之一。

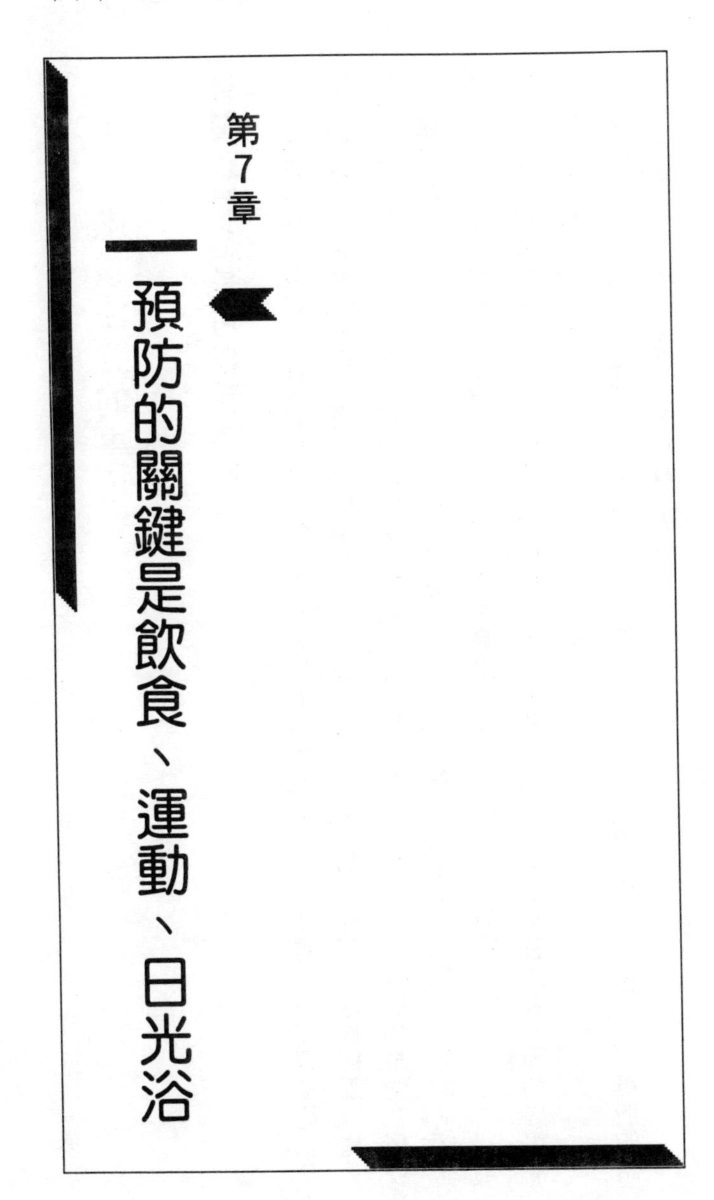

第7章 預防的關鍵是飲食、運動、日光浴

1 應該注意的事項

骨質疏鬆症是可以預防的

談到這裡，我想各位讀者都已了解骨質疏鬆症的原因和治療法。不過，為了避免因為年齡的增長而造成骨骼脆弱或者骨折的事態發生，預防仍是最重要的。任何一種病症都一樣，早期的治療比病症進展時再接受治療是更容易獲得治療效果。再說，一種病症如果能在病發前就能加以防制，則可謂已做了良好的預防。當然，在各種病症中也有像癌症之類的病症，即使多方的預防也難以發現，又因預防方法未發達而成為預防效果不彰的病症。

但是，諸如高血壓、動脈硬化、糖尿病等大部分的成人病，只要改善飲食、運動等生活習慣就能獲得莫大的預防效果。

因為骨質疏鬆症也是會大受生活習慣影響的成人病之一，所以應該早期治療，可能的話加以預防則能使病症緩慢進展或遏止病發。

但是如果認為「任何病症在病發後一切就遲了」，因而專心一意的著重預防病症的工作，這種以預防病症而生存的人生觀可算是本末倒置了。當然，能夠擁有一個毫無疾病的身體是最好不過的，但是不論是毫無病症的程度，或者有病但未到活動不自由的程度，都應該享受生活樂趣，才是我們生存的目的。千萬不要把預防病症當作人生的目的。

這樣的人應該注意

那麼，什麼樣的人應該小心預防骨質疏鬆症呢?

我把它顯示在（圖22）上，但針對飲食習慣而言，平常較少有機會攝取牛奶、乳製品（奶油、乳酪、酸乳酪等）的人，以及喝了牛奶、乳製品即會下痢而不敢再喝的人，都應該注意。

另外，討厭小魚和海藻等海產品的人，以及平常飲食不吃豆腐和綠黃色蔬菜的人應該注意。

因為有上述飲食習慣或體質的人，平常每日對於鈣質的攝取方式難免不充足，結果容易造成骨骼脆弱。

身體的情況	①身高變矮	6
	②背變駝，腰變彎曲	6
	③輕微跌倒即骨折	10
	④身材纖瘦	2
	⑤親人、家族中有罹患骨質疏鬆症的人	2
	⑥接受過胃和腸之手術的人	2
	⑦面臨停經	4
日常生活的狀況	⑧月經不順	2
	⑨不喜愛牛奶及乳製品	2
	⑩不吃小魚和豆腐	2
	⑪1 日抽 20 根以上的香菸	1
	⑫時常酗酒	1
	⑬不喜好外出	2
	⑭厭惡運動和活動身體	4
	合　　計	

獲得3分～8分的人	獲得9分～14分的人	獲得15分以上的人
你的生活方式對骨骼不利，所以你的骨骼情況可能比年齡早日老化。應該注意。	如果持續現在的生活，遲早會有骨骼脆弱的危險，凡是能改善的地方，縱使一項，也應努力去做。	應該提高警覺。因為你已被認定是骨骼脆弱的人，故必須重估全部的生活，並接受醫生的診察。

圖22　這樣的人應該注意

除此之外，過度抽菸喝酒的人也會造成骨骼脆弱。

我們知道，尤其是抽菸的女性，有時會造成女性賀爾蒙分泌不良，有時腸胃對鈣質的消化、吸收力會減低，減少了骨骼鈣質儲存量，年過五十歲左右就很快地會暴露在骨折的危險中。

一方面，我們也知道喝酒會使食物中的鈣質，不容易由腸道吸收到血液中（圖23）。而且酒類的卡洛里偏高又不含礦物質等，也都是過度喝酒會形成骨骼脆弱原因。

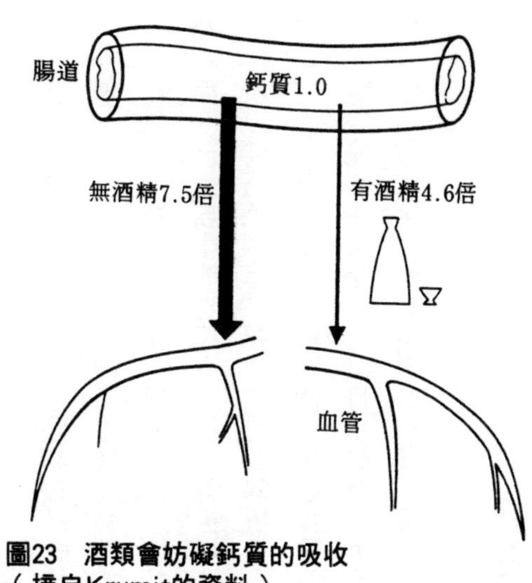

圖23　酒類會妨礙鈣質的吸收
（摘自Krumit的資料）

要注意飲食、運動、體格、家譜等四項

除了飲食、抽菸、喝酒之外，應該還要注意生活習慣，因為接受日光浴機會少的人，以及每日過著不活動生活的人，都具有骨骼脆弱

的危險性。

我們知道日光浴會促使維他命D形成於皮下脂肪，另外透過運動反覆不斷地給骨骼施壓，即能強韌骨骼。所以，尚未養成運動和日光浴兩種習慣的人應該「要注意」。

再以身體特徵和家族的關係而言，如果自身的體格纖瘦，或血親的家人曾被診斷為骨質疏鬆症，或家族中的老年人曾經有骨折經驗的情況下，應該要注意。

所以前面敍述應該要注意的四個項目中，亦即飲食、運動、體格、家譜中，只要有一項符合的人，就必須從年輕時開始用心預防為要。

雖說家譜因素是無法靠自己的努力來改善，但體格纖瘦的人，可以把運動和飲食的改善納入生活習慣中，使體格更為結實。所以由十四～十五歲直到二十歲左右的青春期開始進行最適合。

一般而言，二十～三十歲左右的骨骼含鈣量最多，而且此時的體內賀爾蒙的多寡和將來是否容易罹患骨質疏鬆症有關係，所以青春期過後仍有預防的必要，且更具效果。至於喜歡食用不利骨骼餐食的人，或者沒有運動習慣的人，或者體格和家譜都對身體不利的人，建議你更須刻意的改善生活為要！

2　強壯骨骼的三個機會

由青春期開始鍛鍊身體

包含我自己的經驗而言，當時剛進入大學就讀的十八～十九歲的學生，大多因為高中時代無暇鍛鍊身體，故體格普遍瘦弱。但是，那些已由大學聯招解脫讀書煎熬的學生，後來參加了柔道班等，每日接受練習。

結果不到一年，這些學生的體態會由脖子到手臂都變得粗壯結實。之後又過了三十五年才再見面，看見曾經運動和學過柔道的友人之體格，依舊粗壯魁梧。

對於身材不高的人而言，骨骼若粗壯的成為四方形的體格，會有人認為體格帥氣，但也有人認為不好看。但是要知道由青春期到青年期這段期間，體格發揮的彈性和潛能很大，是可以利用運動和飲食來做改善。

所以，由於家族遺傳體格纖瘦的人，不用埋怨，這種身材如果在古時候，穿起和服是多

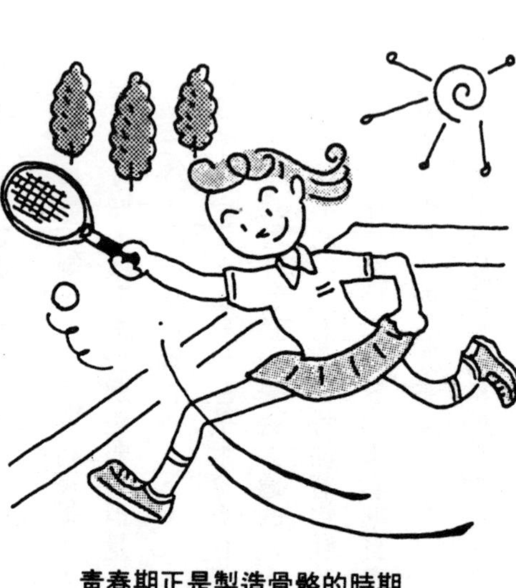

青春期正是製造骨骼的時期

麼的貼身美觀，而是要致力增加最大骨量，在青春期到青年期之間，多加飲食、多鍛鍊身體，使骨骼變得更粗壯。因為這個青春期正是預防骨骼疏鬆症的第一個機會。

雖然說青春時代是多加飲食、多鍛鍊身體的最理想時期，可是對於骨骼含鈣量急速減少的五十歲層，甚至骨骼已相當脆弱的七十歲層左右而言，飲食和運動仍然不遲。

因為不論任何年齡，只要多加攝取鈣質，多加運動來使骨骼變粗，都一樣意味著能有效地延緩骨折發生的時期。

但是，當年齡增長後，會時而食慾不振、時而膝蓋疼痛，心想多吃一些，多做些運動也有困難。

所以，趁青壯年期儲存多量的鈣質，是絕對有利身體的。

有無運動	症例數	年齡(歲)	停經後（年）	全身含鈣量（g）	
				觀察前	1年後
有運動的一群	9	53.0	5.4	781	801
無運動的一群	9	52.3	5.5	824	804

圖24　每日從事25分鐘的運動能強壯骨骼
（摘自 Aroia 等人的資料）

停經期是強壯骨骼的機會

五十歲左右的女性，尤其是停經後數年間，其骨骼的含鈣量就會顯著的減少。因此，這個時期也是強壯骨骼的第二機會。要彌補女性賀爾蒙的減少，除了到醫療機關接受診察以外是別無方法。但是透過飲食和運動來儘量減少骨骼中的鈣質被削減的預防方法，倒是可以自行努力做到的。

美國紐約市的Aroia博士，曾針對停經後五年左右的十八位平均年齡五十三歲的女性調查，其中有九位女性並無從事特別運動，一年後計劃她們的全身鈣量（圖24）。

結果不做運動者全身的骨骼含鈣量比一年

前少二十公克，亦即相當於全身含鈣量之八百公克的大約二・五％。

但是，每天從事二十五分鐘之室內運動的另外九位女性，其含鈣量在一年之間平均增加二十公克之多，亦即相當於全身含鈣量的大約二・五％。因此，雖然女性在停經後五年左右是骨骼含鈣量迅速減少的時期，不過只要花費些許時間運動，則竟能強壯骨骼二・五％，與不運動的人相比之下，大約相差五％。所以，我建議這個時期的女性，要特別增加三十分鐘步行等的輕度運動。

服用鈣劑也有效果

除了運動之外，服用鈣劑也被認定有效果。根據東京都養育院附屬醫院的滝澤醫師和作者我組成小組，在大約十年前共同研究的結果，發現十個每日被處方五・〇公克（相當於九二〇毫克的鈣元素）的老年人，於一年後所計測的上臂骨骼含鈣量，比起治療開始之前有顯著的增加。這也和沒有接受處方治療的人減少骨骼含鈣量有明顯的對照。

在另外的研究中，我們也針對關東地區在平均十年之間，購買市面銷售的鈣質來服用之中老年女性共二十九個人，並計測她們的腰骨含鈣量。

結果發現這二十九個女性中的大部分，比起一般的日本中老年人之腰骨含鈣量的平均值高出了許多。其中尤其是四十～五十歲左右的停經前後女性，若服用了市售的鈣質，則腰骨就能更強韌。

由此可見，停經時的骨骼含鈣量雖會急速減少，但是鈣質的攝取和適當的運動仍可達到預防的效果，故不要失去這個機會。

年過七十歲仍然可以強壯骨骼

預防骨質疏鬆症的第三個機會就是當七十～八十歲，出現了駝背、身高變矮和腰酸背痛等骨質疏鬆症之三大症狀的時候。

或許讀者認為這時才開始預防骨質疏鬆症未免太遲。的確，不論任何病症，能在輕度的初期狀態進行預防，其效果當然遠大於病症在進展的狀態才做預防。

針對骨質疏鬆症而言，等到駝背之後才開始預防是有些太慢也是事實，如果能刻意的在日常生活中實施飲食、運動、日光浴三原則，即使高齡之後仍然有效果。目前已有研究結果顯示，七十歲左右的高齡者，只要持續進行槌球運動，其骨骼含鈣量即會增加。另也有報告

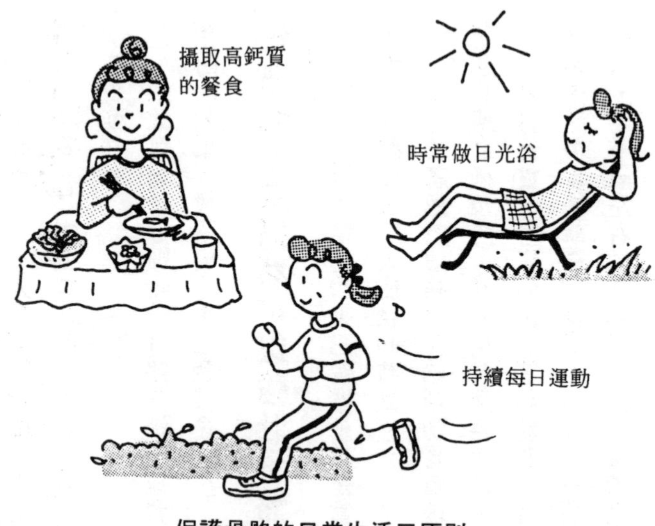

保護骨骼的日常生活三原則

指出，高齡者如果持續服用鈣劑，則骨骼含鈣量即有明顯增加的治療成果。

所以，許多人認為已經彎腰駝背了才要進行飲食和運動，是難獲效果而言放棄，僅僅向醫生取藥回家服用。

其實在這種情況下仍應該遵守實行日常生活上的三個基本原則。這三個原則，和有效的藥劑一樣具有相同的效果。

我再三的強調，即使已在服用骨質疏鬆症藥劑的人，也應該遵守持續每日運動，攝取高鈣質的餐食以及常做日光浴的生活。另外，老年人大多是最討厭看醫生的人，但是這類型的人也應該注意日常生活的三原則。

讓腰酸背痛減輕

骨骼的強化過程需要好幾個月，甚至有人要經過好幾年才能慢慢地強化骨骼，因此，症狀不會急速產生變化，甚至很快地看到變化。但是，服用強壯骨骼藥劑的人，首先出現的最初症狀，是腰酸背痛減輕，感覺腰骨和背骨舒服一些，並且腰力增強等好轉的現象。

對於骨骼脆弱的人，醫生有時不會先處方強韌骨骼的藥劑，而是處方減輕疼痛的止痛藥。不少患者會發現疼痛減少，沈重感減輕，以及腰力增強的現象。

因此，那些服用了強骨藥因而加強腰力，且更容易從事工作和各種活動的人，不就是骨骼變強壯的人嗎？而且回想半年和一年以前，有許多人現在過著比以前更有活力的每一日。如此一來，即使骨質疏鬆症並沒有痊癒，也一定會好轉過來。因爲骨骼開始變強，使日常生活更具活動力，如此又強壯了骨骼形成一個良性循環。

其實不依賴藥劑，僅靠日常生活來做預防也可以，雖然成效可能非常緩慢，但仍然可以落實強壯骨骼的效果。

以上的說明是針對骨質疏鬆症的預防機會，表示由青春期的二十歲左右的年輕人，到停經後或者七十～八十歲左右之三個時代中，都存在著預防的效果。其中還是認為趁年輕時增加骨骼鈣質的儲存量，是最具效果的方法，也應特別付諸實行。

第8章
攝取含鈣量多的餐食

1 餐食為何重要

鈣質為何會排泄於體外呢？

敍述過預防骨質疏鬆症的三大重要因素：包括透過餐食攝取多量的鈣質，利用日光浴等來增加體內的維他命D，以及以運動來使血液中的鈣質結合於骨骼。因此我認為針對任何一種預防方法都應明確的表示其效果，故首先說明基本的餐食問題。

含於骨骼中最重要的礦物質之鈣質，是必須透過餐食由嘴色攝入體內，最後卻以尿液、糞便和汗水排出體外。因為蛋白質和脂肪等營養素有時會成為熱量，有時被利用做為製造身體的材料，故不會形成糞便、尿液或汗水排出體外。不料鈣質這種屬於骨骼和身體細胞都相當需要的礦物質，卻會由腎臟、腸道、汗腺排出體外。

促動體內六十兆個細胞發揮功能後的鈣質，不同於透過食物吸收入體內的鈣質。身體可能會把變成無用途的鈣質加以捨棄，但並無證據。無論如何，當體內積存過多的食鹽和尿素等被排到尿液中時，會有少許鈣質混合其中而一起被排出體外。

鈣質濃度過高就有危險

我們尚嫌鈣質不足，為何每日還要把鈣質排出體外呢？這個原因尚不清楚，但一般認為這和生物發源於海底有密切的關係。在長達二十億年以上不得不棲息於海中以及逐漸進化的衆多生物，都是靠呼吸來攝取氧氣，但是每次呼吸時都會夾帶著食鹽和鈣質進入體內，因此，為了避免攝取過多而設法驅離食鹽和鈣質成為重要的課題。

現在海水中所溶化的鈣質濃度大約是血液中鈣質濃度的四倍。這種現象和久遠時代可能有所不同，比較合乎自然界的看法是因為陸地上有許多種物質流入海裡，經過海水的蒸發，花費了二十億年的慢慢濃縮才造成這種高濃度現象。

針對發源於鈣濃度等比現在淡薄許多的海底之生物而言，是如何技巧地把過濃的海水鈣質驅離體外，是個重要的課題。因為當細胞暴露於濃度過高的鈣量中時，細胞即不能發揮功能。以人類為例，一百毫升的血液能保有八・〇～一〇・五毫克的鈣濃度就平安無事。

若濃度增加到十三～十四毫克，即增加三〇～四〇％的濃度時，就會引起意識障礙等的神經症狀。

像這樣些微的加深細胞內的鈣濃度即會發生危險，所以生物才需要加強把攝取入體內的高濃度鈣質排出體外的功能。例如，貝類會把排出體外的鈣質和碳酸結合，加以利用做成貝殼，可算是技巧地廢物利用。

但是，把鈣質排泄於體外因而引起骨折的結構上，卻是二十世紀高齡化社會之人類的困擾事端。可是對於憑藉海水浮力生存的衆多生物，以及壽命不長的遠古人類和動物而言，他們根本不會有因年齡增長後遭受骨折的痛苦。

何謂「鈣質出納」

無論如何，鈣質都會由體內不斷地減少，故必須由餐食來彌補。鈣質的入口是嘴巴，主要出口處是尿液和糞便。所以只要比較由嘴巴引進的鈣量和由尿、便中排出的鈣量，就能看出一個人體內的鈣量是在增加或減少。

這種現象正類似在家計簿和會計上比較當月的收入和支出，哪一方面高的出納想法，故稱之為「鈣質出納」。

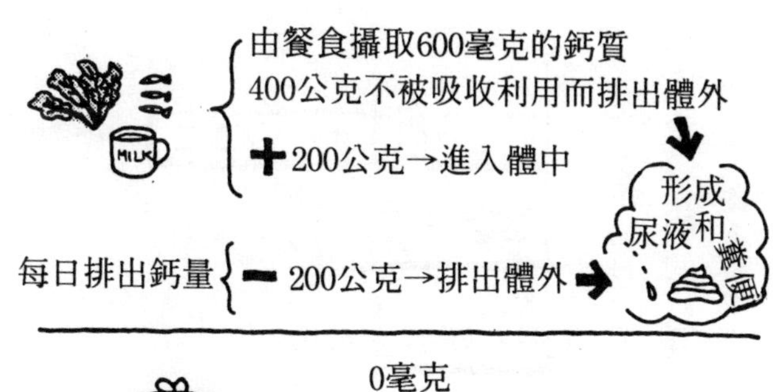

0毫克

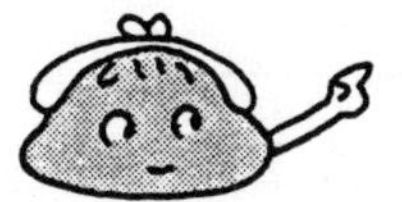

1日的「鈣質出納」是多少？

因此，如果每日由嘴巴引進的鈣量是幾近於零，而每日經由尿液和糞便排出的鈣量是大約一百～二百毫克時，則鈣質出納應是每日負成長一百～二百毫克。如果每日由食物中攝取了三百毫克的鈣量，那麼鈣質出納上應該會增加三百～二百毫克，或者至少能得到一百毫克的正成長，但卻未必盡然。

因為由腸道引進體內的鈣質，其真正的吸收量大致上只有餐食含鈣量的大約三分之一而已，亦即引進體內的三百毫克的鈣質，只有一百毫克能被吸收利用，其餘的二百毫克是不被利用而形成糞便排出體外。

所以，當由餐食中攝取三百毫克的鈣質，必須扣除不被吸收形成尿液等的二百公克，再扣除由尿液等流失的一百～二百毫克，則鈣質出納會變成負成長一百毫克。

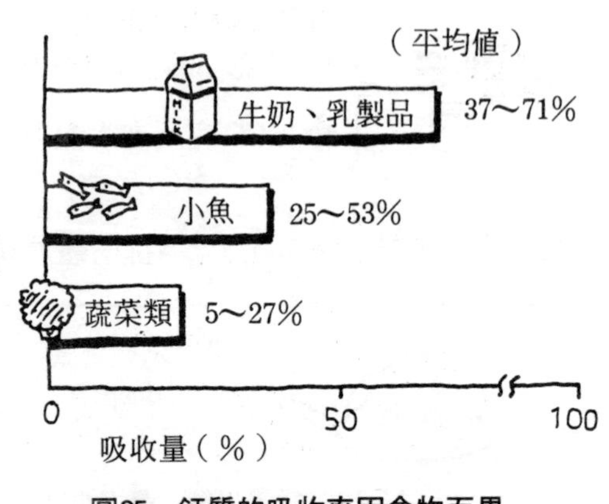

圖25　鈣質的吸收率因食物而異

由此可見，假定每日會由尿液中排泄出二百毫克的鈣質，則每日必須由嘴巴攝取到六百毫克的鈣質，否則鈣質出納便無法平衡。因此才規定每日的鈣質營養需要量為六百毫克。但是，又因為年老情況會造成鈣質的消化、吸收率降低，所以有的學者主張老年人除非每日攝取八五〇毫克左右的鈣質，否則鈣質出納仍無法平衡。作者我也覺得六百公克的攝取量仍嫌不足，若無法達到八百～一千毫克是無法達到預防骨質疏鬆症的效果。

含有豐富鈣質的食品

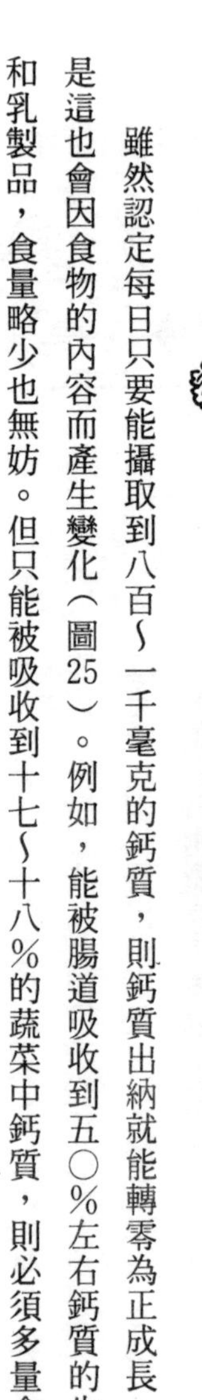
雖然認定每日只要能攝取到八百～一千毫克的鈣質，則鈣質出納就能轉零為正成長，但是這也會因食物的內容而產生變化（圖25）。例如，能被腸道吸收到五〇％左右鈣質的牛奶和乳製品，食量略少也無妨。但只能被吸收到十七～十八％的蔬菜中鈣質，則必須多量食用，否則是無法吸收到體內需要的鈣量。

那麼，或許有人會認為完全依賴牛奶和乳製品來攝取到體內的鈣需要量，將有更好的效果。但是這種偏頗單一食品的飲食方式，是不值得推薦的。

據一九九一年的統計，日本人的每日平均鈣質攝取量少到大約五四〇毫克，但所幸的是他們仍會均衡的由各種食品中攝取鈣質。下面僅說明骨質疏鬆症和鈣質的關係而已，但是年齡增長而產生的病症，以及深受營養影響的病症尚有許多。因此，我們應該食用各種類的食品來預防營養的偏頗，以便攝取多種類的礦物質和營養分。

2　強壯骨骼的食品

喝牛奶

誠如以上所說，希望目前的餐食能夠增加二百～四百毫克的鈣質，而以牛奶和乳製品來當作追加鈣質的食品，其實也真的是最簡易的方法（圖26）。例如，為了增加鈣量的攝取，

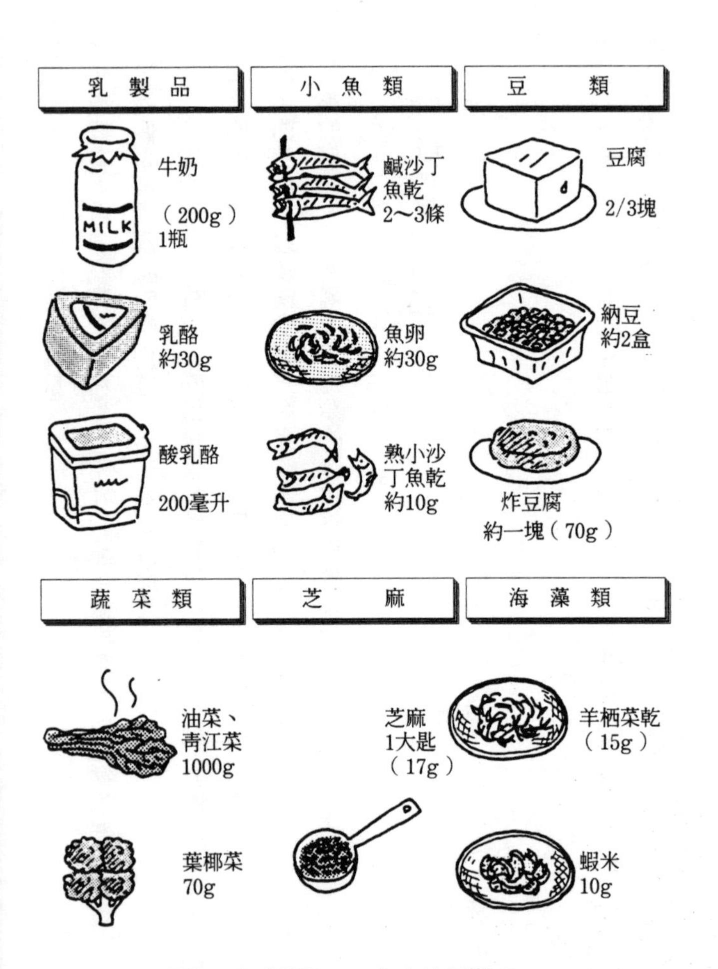

圖26　如何攝取200毫克的鈣質呢？

而把櫻蝦和羊栖菜切細撒在米飯上，並取名為櫻蝦飯和羊栖菜飯等風雅的名稱，其實鈣質的含量也不多。因此吃了撒了密密痲痲黑漆漆的羊栖菜之羊栖菜飯，倒不如喝了一口牛奶即能增加三十～四十毫克的鈣質。

所以，仍以食用牛奶和乳製品有利輕易攝取多量的鈣質。二百毫克的鈣量相當於食物中的牛奶一瓶（二百毫升的小鋁箔裝）、或乳酪一個（約三十公克大的三角型乳酪）、或酸乳酪，二百毫升等。以牛奶而言，不論是低脂肪牛奶（Low fat Milk）或無脂肪牛奶，其含鈣的比率幾乎相同，而且不論冷藏或加熱其含鈣量也不會起變化。

最近，市面上出售幾種牛奶加鈣的製品。這種添加鈣質的牛奶比起一般的牛奶會增加大約二～八成的鈣質，所以飲用後即能輕易地增加鈣的攝取量。但是這種添加鈣質的牛奶大多不在超市或食品店中銷售，必須向牛奶專賣店直接訂購，或者有請求送貨的必要。因此，對於牛奶送達系統不強的都市居民，是有若干不方便。

不適合喝牛奶的人

明知喝牛奶能夠增加鈣量，但喝了牛奶又會下痢的人也不少。因為這些人的腸道中不具備分解牛奶成分之一的乳糖的能力，因此牛奶往往不被分解，通過腸道也不停止才引起下痢。我們在嬰兒和幼兒時代，任何人的腸道內都具有分解乳糖的酵素，因此幾乎找不出無法喝牛奶或母乳的嬰兒及幼童。但是，日本人在成長後並不繼續喝牛奶的習慣，造成腸內的乳糖分解酵素會逐漸減少。以這種狀態在中老年時，突然有牛奶進入腸道內也無法被分解，結果過腸不停。這稱為「乳糖不適症」。我們知道日本人是較少習慣食用牛奶和乳製品的國民，故顯示為乳糖不適症的人也多。

美國有名的骨骼代謝學者Jaugy在書中寫過，日本人中有九十二％患有不能喝牛奶的乳糖不適症（圖27）。只是最近日本人比以前更能適應食用乳製品。

在我以前服務的醫院，營養師曾經調查過老年人有幾成能夠喝牛奶。結果發現大約三分之二的老年人能夠輕易地喝牛奶，另外剩餘之三分之一不能喝牛奶，但其中也有因為討厭牛奶腥味或不喝水分等理由而不喝牛奶的人。

故我認為「乳糖不適症」的老年人，其實尚不及三分之一。不過，本人曾應邀到衛生所做營養指導時，發現在數十個聽衆中，竟有一成左右的人述說喝了牛奶後腹部會嘰里咕嚕作響，而且引起下痢。綜合調查推定，乳糖不適症的人，在老年人中約有一〇％，中老年人約有五%，青年以下是一%以下。

若說乳糖不適症的人就完全不能接受牛奶，那也未必盡然，有人說喝一～二匙牛奶是無所謂的，故應切身養成先喝少量的牛奶，等習慣養成之後再接著二～三匙、四～五匙、半杯，如此慢慢地讓胃腸適應並增加酵素，然後才能喝得更多。當進行這種喝牛奶練習時，可先以溫牛奶嘗試較易成功。如果這種少量增加牛奶量的方式仍無法喝下牛奶的人，我建議他改喝已分解部分乳糖類型的牛奶。但是這種已分解乳糖的牛奶，會因出售廠商而有不同的商品名稱，故應該仔細確認標籤品牌才購買。

再說，乳糖分解的牛奶開發出售的歷史較早，故凡是大型的超市均有出售。

日本人	92%
烏干達人	95%
美國黑人	70%
美國白人	10%
瑞　士	6%

圖27　許多日本人有「乳糖不適症」（摘自Jaugy等人的資料）

乳酪是鈣質的寶庫

前面已詳細說明過乳製品中的牛奶，但各位更要記住乳酪、奶油、酸乳酪、脫脂奶粉也都含有豐富的鈣質。

我想由於乳酪有獨特的味道，所以討厭吃它的人很多，但有時只要把它像味噌和納豆一般學習食用習慣之後，即不會感覺它有特殊味道，反而覺得想再吃。日本人製造的乳酪不同於外國的乳酪，大多是味道淡薄，好像特別為尚未習慣食用的日本人特別調製，所以不是更容易入口了嗎？因此在習慣了日本口味的乳酪之後，也可以嘗試食用外國製的乳製。也許有人認為日本的美食繁多，何必吃如此強味的外國食物呢？但只要了解若能多吃一個種類的食物，則能吃到以這一種類食物為素材所烹調出的衆多食品，讓飲食生活更為豐盛。

再說，乳酪是出色的鈣質來源，因此建議你努力切身養成食用它的習慣。在歐美的飯店中，如果早餐是以自助方式，必定會擺放好幾種類的乳酪，想吃多少就可以切多少來食用，但是日本，除了外國人住宿多的一流飯店之自助餐，才能看得見如此的服務。因此，我很遺憾的認為，日本人必須再多加喜好乳酪，鈣質的攝取量才能增加。

技巧地攝取奶油

奶油對日本人而言，是屬於較熟悉的味道。那些充分使用奶油燒烤出來的菜肴，由以前高級的形象一下子滑落成造成肥胖的元凶，故也變成少有機會進入口中的食品。而且許多人在土司上塗抹卡洛里比奶油高的人造奶油，誤認為如此可以瘦身一些。

這對奶油而言，真是天大的誤解。何不為了攝取更多的鈣量而技巧地把奶油引進飲食生活中，好好享受它的風味。

酸乳酪也能補給鈣質

酸乳酪也是受人喜惡分岐很大的食品，我覺得女性較把酸乳酪定位在最好的節食食品。以前的酸乳酪大多如杏仁豆腐那般地硬，是必須用刀切割，或用湯匙由闊瓶口舀出來吃。但如今已包含如牛奶般可飲用的半液狀形態，而且種類繁多。

另外，由添加了各種風味的酸乳酪到乳酸菌奶類飲料，都各具不同的風味。故為了補給鈣質，可以把喜好的類型引入飲食中，促使飲食生活更加多采多姿。

小魚和乾料也含有豐富的鈣質

根據記錄，在江戶時代有部分上流人士把牛奶和乳酪當作長生不老的食物來食用。但大多數的平民是無法吃得到的。在那個時代雖供應量仍然不多，不過自古日本人食用鈣質的來源食品包括海產物和農產物。只要吃下乾燥重量十五公克的羊栖菜和裙帶菜等海藻類，即能相當於一瓶牛奶，大約攝取了二百毫克的鈣質。其他如蝦米、魚卵乾和沙丁魚乾也含有豐富的鈣質，只要食用十～十五公克即相當於一瓶牛奶，大約攝取了二百毫克的鈣質。

另外如若鷺、沙丁魚乾、泥鰍、柳葉魚等，只要整條吃下約三～四條的小魚即相當於一瓶牛奶，大約攝取了二百毫克的鈣質。至於前面提及之海產物所含的鈣量以及吸收率都只是大致上的標準，隨著魚的大小、乾燥程度和海藻的產地，其鈣質的含量也有若干的差異。

蔬菜要吃得更多

凡是進入口中的牛奶和乳製品，能吸收到體內的鈣質大約有五〇％，但海產物中的鈣質能吸收到體內只有約三〇％而已，其餘的七〇％是不被利用就形成糞便被捨棄。而比海產物更少被利用的是蔬菜類。

例如，蘿蔔葉和青江菜等又硬又脆的綠色蔬菜是含有豐富鈣質的蔬菜，像青江菜等只要食用四分之一把即相當於牛奶一瓶，大約由口攝取到二百毫克的鈣質。但是蔬菜類的鈣質能被體內吸收的大約只有十八％，其餘均不被利用而成糞便排出體外。

乍看之下，利用蔬菜類來補充鈣質是不利的，但曾有報告顯示花椰菜能輕易地強壯骨骼。再說考量日本人應由牛奶、乳製品、海產物、蔬菜、穀類等各種類的食品來攝取鈣質，骨骼比較不容易引起骨折，因此有必要努力地把綠黃色蔬菜端上餐桌。

芝麻和豆腐也含有豐富的鈣質

蔬菜除外也含有豐富鈣質的食品尚有芝麻和豆腐。十五公克的芝麻，或三分之二塊的豆腐、或大塊油豆腐都相當於一瓶牛奶，大約二百毫克的鈣質，故把它們引入菜肴中都有益吸收鈣質。

3　一日所需要的鈣量

一日應多加攝取四百公克

到目前為止都是在說明攝取多少含有豐富鈣質的各種食品，才相當於一瓶牛奶，大約攝取二百毫克的鈣質。日本人一日平均鈣質的攝取量大約五四〇毫克（一九九二年統計），故比起期望眾人的鈣質攝取量之八百～一千毫克（一日），則不足大約四百公克左右（圖28）。因此建議可能的話，多加攝取兩項其含鈣量相當於一瓶牛奶的食品。

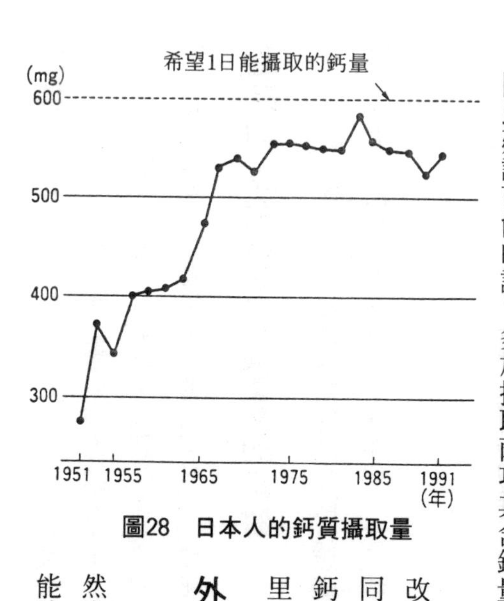

圖28　日本人的鈣質攝取量

當然，若你覺得三分之二塊的豆腐太多，可改吃三分之一塊豆腐，配二條沙丁魚乾的組合。同樣也相當於一瓶牛奶，大約攝取了二百毫克的鈣質。故可以斟酌自己的嗜好、身體狀況、卡洛里以及對應其他病症等注意事項來製造菜單。

外食者一般很少能攝取到鈣質

一旦有了每日要謹慎攝取鈣質的考量，就自然會發現食品種類增加，必須親自烹調的菜肴才能達到目的。攤販店出售的醃菜都有經過油炸、用濃味烹調過等共同點，故不適合食用過量或太多種類。另外，街上的飲食店所提供的餐食，大多無法充分攝取到海產物和綠黃色蔬菜、豆類等穀物。我以前曾調查過住在東京都板橋區的九十五位女性的餐食狀況，她們並不分早、中、晚每次買菜作飯，時而買醃菜，時而外食，這些人大多有脂肪過多，卡洛里過高，而鈣質的攝取量太少的傾向。

我覺得用餐好像演戲。好不容易親自烹調了美食，但如果缺少共餐的人或者誇獎煮菜功夫的人，而只能獨自用餐時就如在演獨角戲一般。想到自己必須演獨角戲，就會藉口工作忙碌、無暇撥空等理由而不作飯。但是為了身體的健康、骨骼、以及能生氣活潑地度過八十年的人生歲月設想，應該由年輕時就得努力烹調含有豐富鈣質的餐食。

鈣質的吸收率會因食物而異

曾提過經由嘴巴引進的鈣質，能被體內吸收的比率會因食物而異，如牛奶和乳製品大約是一半，海產物大約三成，蔬菜類是不及二成。但是這始終是在某特定標準的條件下所顯示的研究結果。所以被人體真正吸收的比率是會受到許多食物的影響。

假如想詳細地研究身體對各種鈣質吸收率的差異，可以吃含有放射線鈣質的食品，再透過血液的檢查來計測放射線的量，如此即能容易的獲得結果。但是如果對人類進行食用含有放射線食品的研究，恐怕會牽涉被放射線曝曬量的問題，而難以進行。所以，鈣質進入體內的情況是根據以前的研究成果和動物實驗的結果來確定，而有如下的發現。

首先，透過配食的情況，鈣質被吸收到體內的比率即有差異。如含在牛奶中的酪素和艮質蛋白質，大多能把鈣質引進體內。

相反的，如濃度鹽味就會減少鈣質被體內吸收；又知道喝酒過多，會抑制鈣質由腸道移轉到體內。

但是，適當濃度的調味和適量的酒精成分是會增加胃液的分泌，結果含於食物中的鈣質較會被胃酸多量溶出，也容易把它移轉入體內。我們知道胃酸的分泌量和鈣質被體內的吸收量有很大的影響。所以快樂的用餐，由增加食慾的開胃菜和餐前酒開始享用餐食，都是促使更多鈣質被體內吸收的要訣。

攝取過多的鈣質有用嗎？

曾提過食物中的鈣質，平均只有大約三成會被引入體內。例如，食用許多鈣質豐富的牛

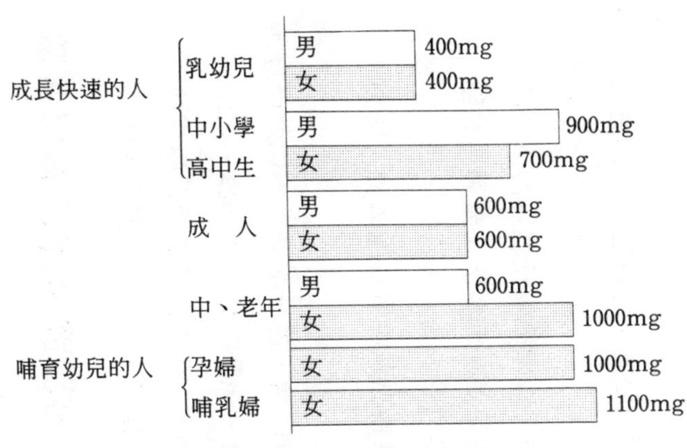

圖29　每日應該攝取的鈣量

奶、芝麻、豆腐等食品，並且服用鈣劑，每日合計攝取了三千毫克的鈣質，如此難道就有一千毫克的鈣質引入體內嗎？

事實上並非這樣，雖然食物中的鈣質平均有三成左右會引入體內，但如果吃了三千～九千毫克的鈣質時，被引入體內的比率會減少，大約只有平均二〇％會引入體內而已。因為屬於體內入口處的腸道會控制進來的鈣質，避免血液中的鈣質含量過多。但相對的，如果只吃了少量鈣質的情況，就會以平均大約六〇％之多的比率引入體內。

由此可見，如果每週僅少數幾次，但每次都大量大量的食用鈣質，是攝取鈣質效率最差的方式。相反的，每日持續不斷的攝取豐富的鈣質才是攝取鈣質最明智的方法。

懷孕期是強壯骨骼的機會

懷孕和哺乳中的女性，因體內的鈣質會被幼兒奪走，所以必須補給更多的鈣質（圖29）。我們知道這個時期的女性，吃進的鈣質被體內吸收的比率會大幅增加。

所以，最近許多報告顯示，有生產經驗的女性、授乳過的女性、子女數衆多的女性和哺乳期間較長的女性等，和一個沒有生產經驗的女性，其全身骨骼的含鈣量是看不出有任何差異。

因此，只要遵從衛生所等媽媽教室的指導，就不用擔心由於幼兒奪走鈣量而造成體內鈣質減少。

而且，腸道把鈣質引入體內比率上升的懷孕、哺乳期，可說是一生中容易儲存鈣質的難得機會。為此我們應該由餐食中攝取比懷孕、哺乳中被幼兒奪走的更多鈣質，也就是以增加鈣質儲金的心態用餐。

能夠活用這個機會，被認定是懷孕、哺乳中的女性之專有特權，也是痛苦生產的唯一報酬。

第9章

為何需要日光浴

1 維他命D的兩種功能

維他命的各種功能

把鈣質引入體內的方法只有餐食一種。而引入過程中，維他命D的作用正是被期待的物質。維他命D一方面使骨骼中的細胞功能活潑起來，另一方面也催促腸道內的鈣質引入體內之作用。

我們知道維他命D不僅與骨骼、鈣質有關係。有時體內的細胞會改變自己擔任的角色，改做其他自己喜歡的工作，甚至有時候做不利身體的工作，而這一切都和維他命有關係。只要技巧地利用這些功能，維他命的效能說不定會壓抑癌症的擴大。

一般而言，當細菌和病原毒由體外入侵體內時，身體的細胞會產生包括製造毒素一般的抗體來攻擊入侵物質等的反應。這稱之為「免疫反應」，這種反應表現的強弱是和維他命D有關係。自古就有「夏天去游泳，冬天不感冒」等傳言，這種說法或許是指夏天增加的維他命D與強化免疫力有所關係。

做些日光浴即能製造維他命D

維他命D具有各種功能，但無論如何，最醒目的功能是把腸道的鈣質引入體內的作用，以及製造骨骼的作用兩種。為了擁有這些功能，日本政府才建議幼兒必須由食物攝取維他命D每日四百單位，大人爲每日一百單位。而且期待能由自己體內產生和食物等量的維他命D。若期待體內產生維他命，就必須下一些功夫，那就是進行日光浴。

在我們的肌膚下存在著一層皮下脂肪。肥胖的人其皮下脂肪會厚到能用手抓起的程度；而清瘦的人，皮下脂肪雖較薄，但仍籠罩著全身。這種皮下脂肪含有與脂肪同類的7——酸羥膽固醇。它的結構類似形成動脈硬化原因的膽固醇，但是它是罕見的由7的號碼分枝出來稱之為酸羥基的膽固醇。這種膽固醇比起體內的膽固醇含量是微不足道，不過它在皮下脂肪中卻含有非常足量的維他命D源。

但是，7—酸羥膽固醇很特別，除非被投射日光的紫外線而變成維他命D，否則就毫無用途。不過這種7—酸羥膽固醇，一旦皮膚些微地投射到紫外線即會產生化學結構的變化，形成維他命D。目前透過德國在三十五年前進行的研究，得知只要一平方公分的皮膚曬到太陽，三個小時後就能製造十七～十八單位的維他命D。由此可見，若期待每日由體內產生一百單位的維他命D，只要設法以六平方公分的皮膚曬太陽十分鐘就足夠。因為一平方公分只相當於半根小指頭的皮膚，因此，只要一根小指頭曬三小時的太陽即能獲得一日需要量的維他命D，故也沒有必要把全身曬黑。

可以儲存的維他命D

鈣質是必須每日由餐食中攝取，不能一口氣吃下許多就能儲存許多。但是，維他命可以透過進食、製造而儲存起來。因為維他命在體內的分解、消失速度都非常地緩慢，往往經過數個月仍儲存著半數未消失。因此只要體內儲存著必要量的八倍維他命D，則就是補給發生中斷，仍可維續到下一年不用擔心。為此，夏日進行海水浴所儲存的維他命D，就能於冬天使用而不易感冒。

由於每日需要的維他命D量，只要一根小指頭曬三小時太陽即能充分形成，因此如果把身體更多部位曝曬太陽，就能增加儲存量，當每天在家睡覺，甚至連日下雨無法曬到陽光時

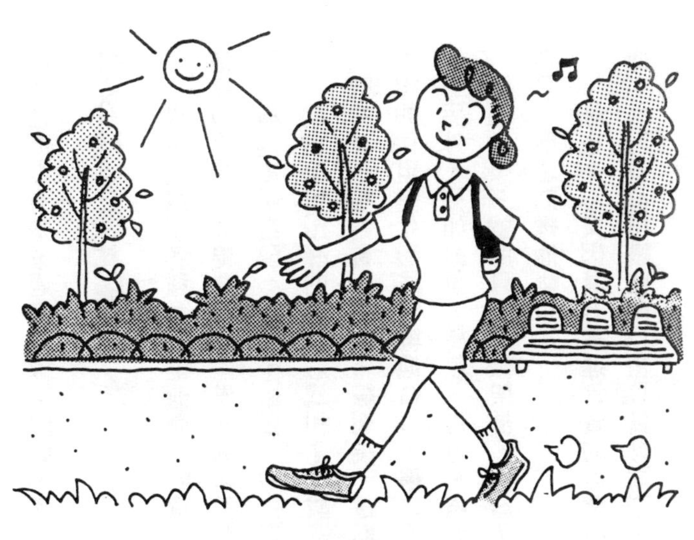

日光浴能製造維他命D

也大可放心。

以曬乾的食品來「代替」

有些人對陽光較過敏，曬些太陽皮膚就會發炎，也有人認為在陽光下工作並不好。針對這種不希望把自己身體曝曬太陽的人，利用食物的攝取來代替曬太陽也是一種方法。

那就是把含有豐富維他命D的香菇、木耳、朴蕈等食品，經過太陽曝曬後再來烹調；或者把魚乾、小魚和蝦米再曝曬一次；或者把牛奶在陽光下溫曬短暫時間都具有效果。

有人或許認為乾物是早已曬過陽光的，其實許多乾燥的海產物，一方面為了節省人工成本，一方面為了保持一定品質，大多使用電氣乾燥法而沒有曝曬過紫外線。因此，購入乾物之後，最好再曬一次太陽。

紫外線會使其變身

以上敍述了各種含有維他命D的食品。但是植物性的維他命D來源和魚類等動物性的維他命D來源，其構造略有差異。例如香菇、木耳、朴蕈等以蕈類為中心的植物維他命D的來源是稱為麥甾醇（Ergosterol）的物質。

這種麥甾醇的構造形式和7—酸羥膽固醇大致相同，只是麥甾醇在二十二號和二十三號的號碼地方有兩條結合線架橋，這點是和7—酸羥膽固醇不同之處。而麥甾醇受到紫外線的作用變化形成的維他命D，稱之為維他命D_2。

另外，例如鑑魚、鮪魚、青魚、魚卵、鰻魚、牛奶等動物性的維他命D來源，是在二十二號和二十三號間只有一條架橋，稱為7—酸羥膽固醇，透過紫外線的作用變化形成的維他命D，稱之為維他命D_3。

維也命D_3又因具有搬運鈣質的含意故又取名為異辛鈣化醇，而維他命D_2則另取名為鈣化醇，並可看得出維他命D_2和D_3具有同等、同樣的作用。

原來的維他命D對於把腸道的鈣質運送到體內的作用並不很大。不論由食物吸收到血液中的維他命D，或在皮下脂肪產生的維他命D，當其一部分通過肝臟時產生蛻皮現象，即會在二十五號的部位和活力標籤的水結合，形成25—羥維他命D。

它雖具有普通維他命的數倍效率，但發揮把腸道的鈣質運送到體內的功能，這時仍不夠充分。又當25—羥維他命D的一部分通過腎臟時，再度產生蛻皮現象，即會在第一號的部位再和活力標籤的水結合，形成1,25—二羥維他命D。

此時1,25—二羥維他命D比起25—羥維他命D，分量已減少為一百分之一左右而已，但是對於把腸道內的鈣質運送到體內的作用卻相當強大。

由此可見，日光浴在增加維他命D，以加強引進鈣質到體內的作用是非常重要的。而肝臟和腎臟的功能正常也是重要因素。如果罹患肝臟病、腎臟病的情況，就需要多方設想來增加維他命D的儲存量。

只要進行日光浴、餐食等被允許的方法來增加維他命D，也可以或多或少的克服內臟機能低下的缺陷。但是至於肝臟機能和腎臟機能到底降低了多少，或者顯著降低，都務必請主治醫生診斷。

2　日光浴是如此的重要

世界的日光浴狀況

接著要說明日光浴的實際效果。在歐洲，傳說夏天不做日光浴，冬天會引起骨折。事實上，日光浴在緯度高的北歐而言就如同生理要求一般，所以一旦出現了太陽光，即使再寒冷，他們也會裸露身體做日光浴，另外也必須前往緯度低的南方國家做長時間的度假。

比起美國紐約、波士頓等緯度高的都市，在亞利桑那州的鳳凰城、加州的聖地牙哥、德州的達拉斯等地區，有許多當地人在退休後歡度餘年，被認爲是最幸福的事。以我居住過達拉斯的經驗，那裡的夏天氣溫高達四十～四十五度，樹木猶如晚秋般的葉落紛紛，土地猶如沙漠般的枯焦，所以我不並了解大家為何喜愛住在達拉斯這個地區。很多人之所以把美利堅合衆國的南部三分之一的地區比喻成Sun-Belt（陽光地帶），是因為其祖先代代感覺到北部會因日照不足而不健康，覺得有些厭煩所致。

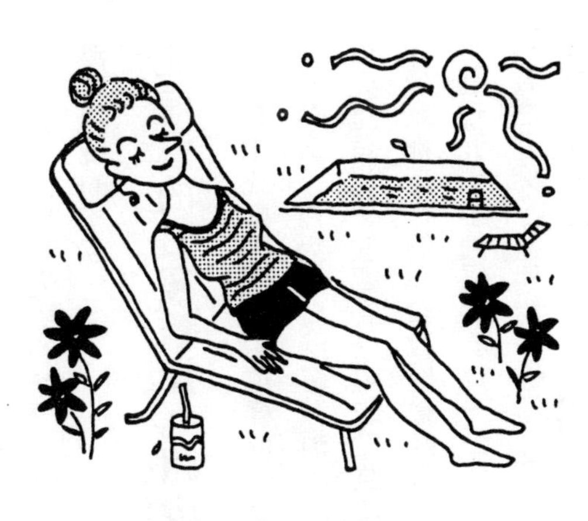

在北歐，日光浴是必須的

在英國本島北側位置的格拉斯哥，其緯度和日本附近的庫頁島（樺太）的北端大致相同。那裡的冬季，白天的時間很短，而且很少出現晴天，每月平均才有二十八小時的陽光。可是到了夏天，一個月中就有一七九個小時照射到陽光。

像這樣冬天才只有夏天的六分之一日照時間，這地區的女性手臂骨骼含鈣量，被判明冬天時大約比夏天時少8％左右。

在美國，曾經在計測女性腰椎含鈣量的研究中發現，骨骼的含鈣量顯示夏天較多，冬天較少。

另外也曾調查研究過，北歐的大約三千個髖部骨骼骨折的患者，大多是在那一個月分受傷的，結果發現冬天比夏天的骨折比率還高。因為骨折不僅和骨骼的強韌度有關係，有時也會受衣服、環境的影響。因此，有關冬天的骨折患者比夏天多的原因，都一概歸咎於日照不足所致。但是，「夏天不做日光浴，冬天會引起骨折」的傳言，以及冬天的骨骼含鈣量會比夏天減少八%，倒都被認定是事實。因此日光浴的減少，會伴隨維他命D的缺乏，並和骨折患者人數的增加有關，這是無庸置疑的。

北海道的日照量比九州少二〇%

日本比歐洲國家的緯度低，是一般日照時間較長的國家。調查東京的日照時間可以發現愈到冬天，白天的時間會較短，晴天的日子較多，結果十二月比九月的月平均日照時間長。由此可見，一般認為日本的日照時間不足，會引起維他命D缺乏症是不用擔心的。

京都大學的井村教授曾針對全國糖尿病患者調查報告其中有多少個骨骼脆弱的人。結果，發現九州中的男性約有一〇%，女性約有二〇%是骨骼脆弱的人，但在北海道卻發現男性約有二〇%，女性約四〇%是骨骼脆弱的人。可見以各地糖尿病患者的骨骼脆弱者之發生比率相比較，發現日本列島愈北方的地區，骨骼脆弱者的比率愈高。

再比較靠近日本海和太平洋居住的居民，結果不分男性、女性，住在日本海那邊地區的

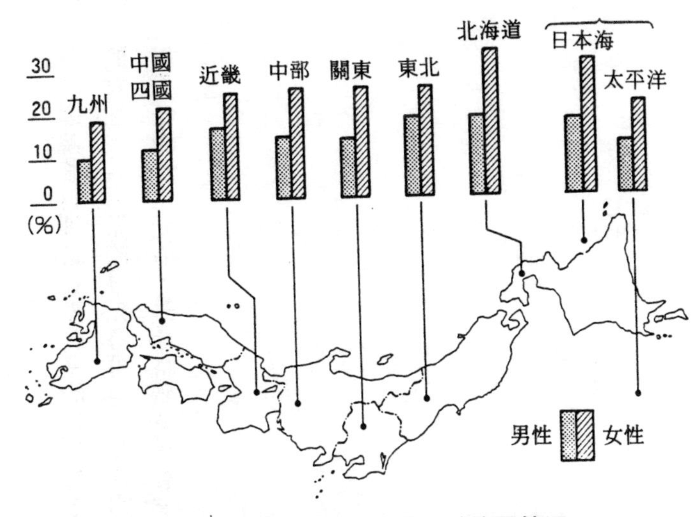

圖30 以地區別調查糖尿病患者的骨骼脆弱情況
（摘自井村等人的資料）

糖尿病患，罹患骨骼脆弱的人數比率愈多。（圖30）

綜合觀察這一些骨骼脆弱的糖尿病患者的分布情況，其原因並不在飲食習慣，而不得不考量為日照量對於骨骼造成的影響。據說比起九州，則以緯度差距計算，北海道的日照能量大約少了二〇%。

所以，連對日照不會覺得不自由的日本，凡是居住在緯度高的北方地區，或者冬天時天氣會極差，時常積雪的日本海邊地區的人，都要儘量的進行日光浴，尤其有必要善用夏天的日光浴來儲存維他命D。

但是，居住在太平洋那側的女性也不可太過大意。

因為整日埋首在辦公室的日光燈下工作，直到太陽早已西下的晚上七、八點才下班回家的女性，其所做的日光浴可能比北歐的女性少。故可利用午休和休假日從事日光浴，或計劃度假多做些日光浴，對骨骼都是好事一樁。

第10章

適度的運動對於骨骼是不可或缺的

1 輕度運動可以防止骨質疏鬆症

利用運動給予壓迫力來強壯骨骼

雖然已吃了許多鈣質豐富的食物，又借助日光浴來增加維他命D，因而體內吸收了多量的鈣質，但由於溶入體液中的鈣質濃度會保持一定，故不必擔心引起濃度過高。但又惟恐許多溶於血液中的鈣質，經由尿液和糞便捨棄而無法儲存在骨骼中，就有必要對骨骼施加壓迫力。因此，如第二章所敍述的，當骨骼承受負擔時骨芽細胞才會發揮對骨骼塗上鈣質的功能。結果，散步和運動等對骨骼不斷地壓迫才能強壯骨骼。

為此曾針對服務醫院附近打槌球的人，計測其骨骼含鈣量。當時日本最尖端的骨骼含鈣量測定機是以同位素器放射出的放射線，來計測手臂骨骼的含鈣量，稱之為「骨鹽分析機」。當時就使用這種測定機來調查打槌球之男性的骨骼密度，以及未做運動的二十歲到八十歲為止，共四十一個男性的骨骼密度。

結果，持續打槌球的男性幾近七十歲高齡的身體，卻比同年齡沒做運動的男性骨骼含鈣量多出二～三成，簡直如同三十～四十歲左右的人（圖31）。這些高齡槌球選手們都非常熱心練習打槌球，幾乎每日早餐前都進行練球從不中斷。

可是聽說這個球隊在東京都和板橋區的槌球大賽中，成績表現並不理想。因此，可以推定如果他們的練習能更加投入，那麼這個球隊隊員之骨骼含鈣量應該會更多，真想再一次的計測。

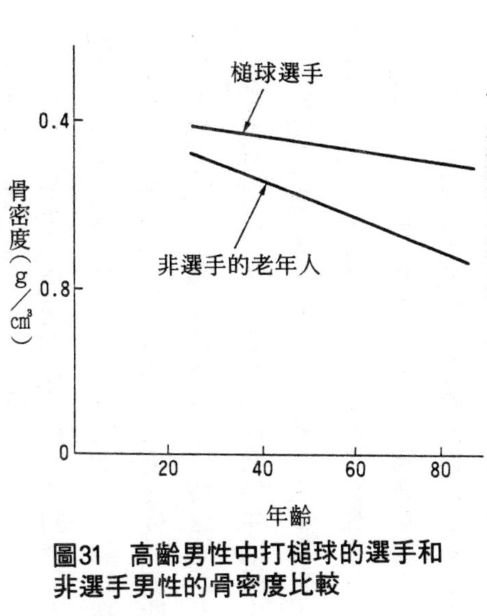

圖31　高齡男性中打槌球的選手和非選手男性的骨密度比較

打槌球可以強壯骨骼

或許打槌球的高齡者骨骼含鈣量之所以多，是因為年老之後仍然持續運動的人，早在年輕就已進行運動，所以可能因此成了球技高超的人。這些愛好運動的人士，因自從年輕時其骨骼含鈣量就充足，故高齡後的骨骼強壯是否拜打槌球之賜，則詳情難以判斷。

後來，對先前提過的那些打槌球的老年人，在四年後再做一次臂骨含鈣量的調查。雖然四年後再做同樣的檢查，但針對七十幾歲的高齡者之追蹤調查，已有許多人無法再接受檢查。不過，對於事隔四年後仍然再度接受計測的男性和女性僅剩八人而已。觀察他們的骨骼含鈣量的變化，發現四年期間持續打槌球的六人中，不論男性、女性，其骨骼含鈣量均增加。至於中斷練習的二人，其骨骼的含鈣量則減少（圖32）。

這項追蹤調查研究，全是針對四年當中每日精力充沛過日，而前來醫院當義工並接受檢查之人士的調查結果。其間刪除了已死亡的人以及身體不適無法前來醫院的人，可說是僅僅針對充滿活力的「精英老人」的檢查結果。

但是中斷練習的兩人其骨骼含鈣量減少，而有幸能繼續打球的人，就因為他們繼續打槌球，才使骨骼含鈣量在四年間增加。

經由這個研究結果，我們知道縱使年過七十歲，只要每日從事運動，例如，持續進行打槌球這類低運動量的運動，即能增加骨骼含鈣量。

這項研究結果曾被刊登在一九八八年於漢城舉辦奧運會之際所出版、奧運委會編輯的運動醫學雜誌上。在奧運會中，世界的一流選手會把平常的練習成果拿出來互別苗頭，這種結果令人一喜一憂。

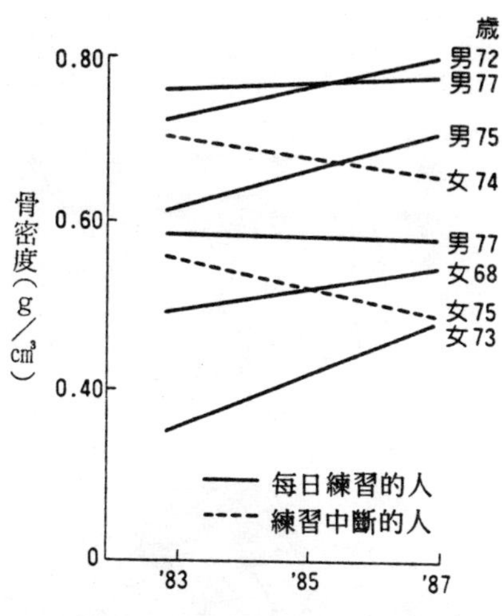

圖32　打槌球的老年人在4年間的骨密度變化

一方面，在螢光幕上不曾披露，而且幾乎沒有人知道學者們把透過運動來獲得健康，或者如何以健康狀態來從事運動的醫學、生理學的研究結果，拿來在雜誌的篇幅上互相較勁。不論如何，由日本發明又加以普及的槌球競技賽，能夠在奧運委員會的正式出版物中提出介紹，倒是一件可喜的事。

也要向女性推薦的運動

年輕的女性和主婦階層的人可能和槌球運動無緣。但何不改為打網球和有氧體操呢？根據國外的研究報告，打網球能招喚骨骼的鈣質。又說一生從事網球運動的女性比同年歲的女性之手臂骨骼的含鈣量多。

這一點對於握球拍的手臂是理所當然，但不握球拍的手臂也具同樣的效果。

由此可以毫無疑問的看出，打網球這種全身運動，能使身體各個部位的骨骼增強。

提到有氧體操，在美國是非常大衆化，有關透過這種運動會使年輕人的骨骼含鈣量增加多少的研究也不少。大部分的研究報告指出，持續這種運動的人，比不做有氧體操的人之骨骼含鈣量為多。另有研究報告指出，組合有氧體操和舉重兩種運動的人們，其骨骼含鈣量的增加更是優越。

話雖如此，我也無意向年輕女性和主婦階層的人宣傳舉重是強壯骨骼的最好方法。以前我也曾遇見過把舉重視為生活樂趣，也是她一半的生活意義的女性舉重選手，但這個特殊女

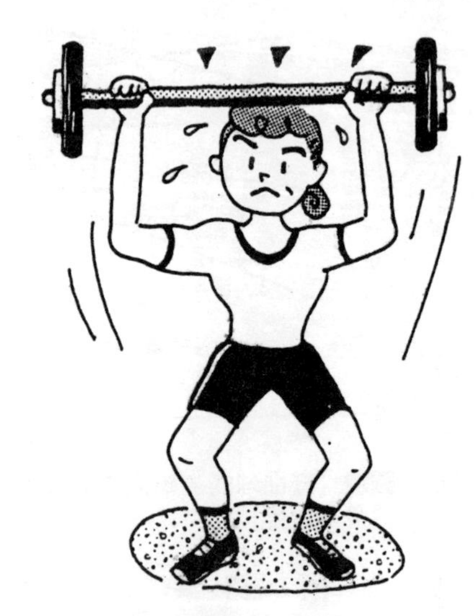

舉重有利強壯骨骼

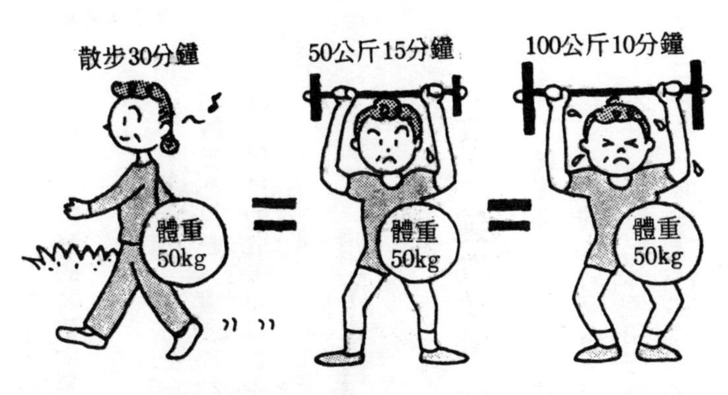

圖33　骨骼承受的負擔是重量乘時間

性應另當別論，一般應該以自己的興趣配合能力，能快樂持續的運動才算理想。

一般而言，骨骼的荷重量（負荷重量）乘以荷重次數的結果，和增加骨骼強韌度有關。所以從事只承受舉重的一半或三分之一負擔的輕度運動，只要進行二倍、三倍的次數，或進行長時間的運動也能獲得相同的效果。

例如，體重五十公斤的人上舉五十公斤的啞鈴十五分鐘，和體重五十公斤的人上舉一百公斤的啞鈴十五分鐘，和體重五十公斤的人空手散步三十分鐘，其強壯骨骼的功能是不致有太大的差異（圖33）。

散步也有效果

因此，只要切身養成散步的習慣，對骨骼即相當有利。我服務的醫院中另有設置老人安養中心，我曾經調查過居住這裡的人有無散步的習慣。

結果發現，在一四一個老人中，有散步習慣者，其骨質疏鬆症較輕微。因此，例如槌球和散步都算是只讓腰部和腳部承受自己的體重而無其他特別負擔的運動，如此輕度的運動不是能輕易地引入每日的生活習慣中嗎？

2 如何每日健康的度過

注意「運動障礙」

輕度和中程度的運動對骨骼是有利的，但是相反的，過分激烈的運動，對一般人來說都是不理想的。時常看見臉上表情幾近死亡形態的人，仍然運動不停。假如在此狀況下運動，不但容易引起外傷和腱囊炎，而且會減少女性賀爾蒙的分泌量。如果在運動中發生割傷、骨折、扭傷等急性症狀，就稱之為「運動外傷」，另外如阿基里斯鍵和手肘周圍經常疼痛，或

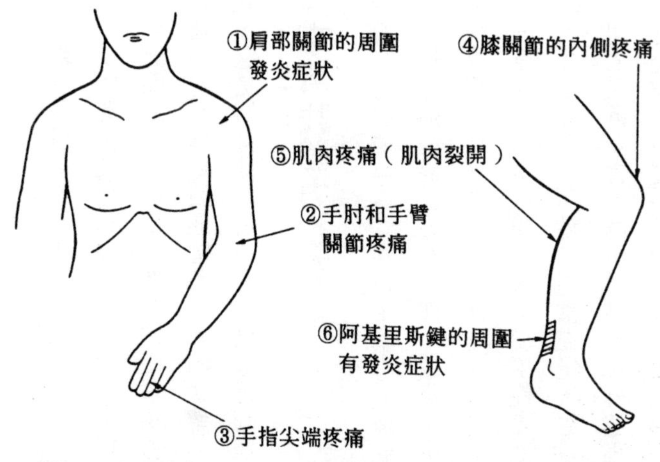

圖34　愈是高齡者，其「運動障礙」多於「運動外傷」（摘自高澤等人資料）

腰部疼痛得無法伸直等產生的症狀，就稱之為「運動障礙」（圖34）。

有運動經歷的人，或許曾在高中時代當選過選手，或在學生時代有運動比上課優先的經驗。所以大多數的人對運動都滿懷信心。

但是，萬一中斷了數年後，又急速重新運動的人，往往會被運動外傷和運動障礙所苦惱。所以，當重新運動的最初時期，需要做充分的基礎訓練。

在強壯骨骼的觀點下，進行不太激烈的基礎訓練即足夠，若超過基礎訓練則易引起運動外傷和運動障礙的可能性，將超過強壯骨骼的效果。話雖如此，不過多少有些刺激能令人沈醉其比賽的運動，以及需要高度技巧的運動較令人感到興趣倒是事實。

因此，到底要推薦何種運動，或者禁止何種運動，無法一概而論。

但是如前面提過的那位女性馬拉松選手，承受了過度的壓力造成月經不順甚至停止，結果比沒有運動的女性更遭遇骨骼脆弱的狀態。這就是俗話所說的「過猶不及」。

因此，還是切身養成每日能快樂進行的運動習慣最適合。

以工作來消耗體力也有效

英語的「EXERCISE」在日本語中並無適當的翻譯，故只好使用「運動」這個詞彙。這裡說的運動是指耗盡體力的動作。故為了工作而耗盡體力，或者在日常生活中時常步行的人，其本身都算是有好好的從事運動。

曾有調查結果顯示，護士大多從事耗盡體力的工作，每日平均步行一萬四千步左右。這類職業的人可以被認定運動量相當充足，故日後只要多留意日光浴，以及攝取含有豐富鈣質的餐食即可。最近女性如同男性從事戶外建築業，或者激烈勞動的人數逐漸增加，這些人的運動量也已足夠，只要另外留意餐食即可。

20 B

針對骨骼健康，最令人擔心的職業是每日一直坐在椅子上工作的人。我們知道這對女性當然會有問題，但對於男性，卻不僅骨骼甚至也不利於心臟等器官。話雖如此，假如全公司的辦事人員全部到處晃來晃去，那也無法進行工作，因此工作時工作，在下班後要從事有興趣的運動或者一般的運動等。

「癱瘓」大多由骨折引起

根據推測，日本癱瘓的老年人大約有七十萬人。調查造成癱瘓原因之最多病症首推腦中風。由於腦中風會引起一邊的手腳痲痺，而嚴重的痲痺會造成無法行走而癱臥在床，這也是很容易理解的事。

但是另有一種癱瘓原因的調查報告指出，衰老才是造成多數病症和狀態的原因。這是因為除了高齡以外，再也找不出其他特別重大的病症，結果才使用「衰老」做為診斷名稱（圖35）。另外不像衰老那股曖昧的病名，而透過調查結果

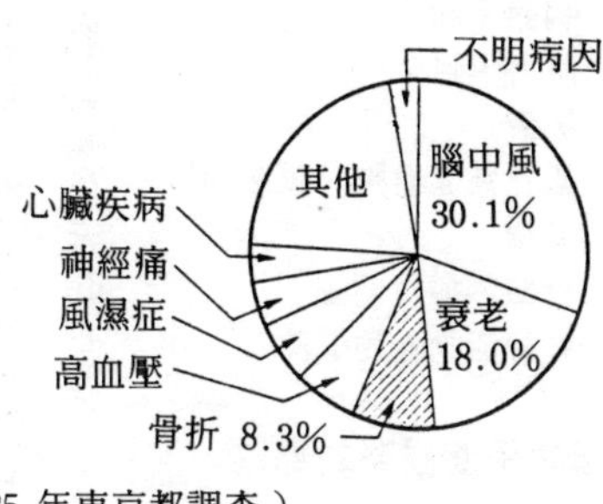

（1985 年東京都調查）

圖35　老年人癱瘓在床的原因

能夠列舉出明確病名的癱瘓第二大原因是骨折，它的比率約占一〇%，是腦中風的三分之一左右。我們也很容易想像得到，當骨折發生後，由於骨骼難以連接或者連接費時太久時，就很難逃離癱瘓在床的厄運。

接著上場的是心臟病、神經痛、高血壓等造成的癱瘓原因，不過卻無法說明這些病症為何會讓人癱瘓的理由。

最後，雖說年齡老了會形成癱瘓，是自從罹患了某些病症或因為該疾病造成的，但能夠明確找出原因的病症，有一半是腦中風和骨折。其餘的半數是沒有明確的原因。過去的做法是從罹患了某種病症之後，就安靜地休養，直到年紀老了又不太移動身體，才造成許多癱瘓在床的情況。

如此這般是由於不使用身體才引起的各種症狀稱之為「廢用症候群」（圖36）。

本人不斷地強調若不使用身體會引起骨骼脆弱，另外也會造成肌力和肌肉持久力低落。並且引起關節功能劣化、皮

臟　器	症　狀
1.骨　骼	骨質疏鬆症
2.關　節	關節萎縮
3.肌　肉	肌力、耐久力低落
4.皮　膚	褥瘡
5.心　臟	起立性低血壓、脈搏加快
6.肺　臟	氣喘
7.消化器官	食慾不振、便秘
8.腦部和神經	精神活動性的低落

圖36　容易引起廢用症候群的部位

膚變薄、關節凝固、肌膚容易皸裂和褥瘡等現象。甚至產生心臟和血管的功能衰退，胃腸無法充分消化吸收食物，把殘渣物運送到肛門的能力也衰退。

因此，時而食慾不振，時而便秘，這也是長期不使用身體所容易衍生出來的胃腸症狀。後來對於思考、記憶都懶得運用，使知的活動性也慢慢的退化。像這種不使用身體而產生的廢用症候群，是一般動物界所不曾見過的症狀、病症，就如我們人類在數十年前也仍無此經驗。

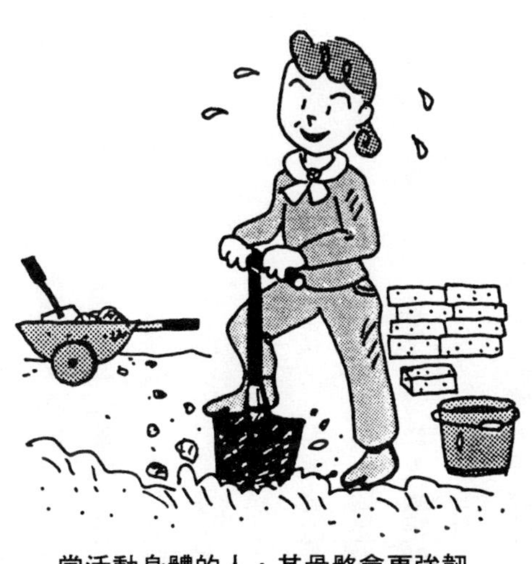

常活動身體的人，其骨骼會更強韌

新的文明病「廢用症候群」

古時候無論是誰，如果不使用身體即無法獲得生活上的糧食，不論老年人、孕婦都必須工作。如果罹患疾病，也因為醫療水準低落大多早死。故很難看見癱瘓超過一年的情況，所以，因為不使用身體所導致的弊害，在當時仍未為大家所熟悉。

可是，二十世紀的後半期之後，在同一個大機構中，也出現常要動態出勤和靜態文書工作的兩大類，不過都常進行良好的健康管理。例如：在大的郵局中，有些人整日坐在那裡收發電信文件或辦公，又有些人是整天在市區走動收發郵件。

工作團體的情況，除了工作內容不同之外，其他如住宅和收入並無太大差異，故生活模式相差不大。

如果想比較常活動身體和不常活動身體之人們的健康狀態，若是封建時代的貴族和平民，因其飲食和住宅、衛生狀態有極端差異，故比較健康狀態的結果就很難定論。這一點，在現代之大機構裡的工作人員，其生活背景大致相同，只是有時運動量極端不同而已，所以容易比較健康狀態。

我們知道坐在那兒收發電信文件的人，比經常在屋外走動的人，會多出好幾倍產生心肌梗塞、狹心症起因的心臟冠狀動脈的病人。由此可見，心臟冠狀動脈疾病也算是運動不足產生的病症之一，後來逐漸判明糖尿病、高血壓、動脈硬化等疾病，都同樣屬於運動不足病。如此明確的判明，也是三十年之前才有的事情。

後來對於尚未能診斷出有病，但明顯出現運動不足和活動不夠的症狀，就稱之為「廢用症候群」。廢用症候群會在前面提過的種種臟器中以各種的症狀出現。

最近，因為這類症狀訴苦的人明顯增多，這是因為高齡者增加、運動量過少的人口比率增加所致。除此之外，也和醫學日益發達、使得慢性疾病的人、身體狀況不好的人，和體力差的人也可以長命有關。

預料到了二十一世紀之後，在一般的門診當中，不僅癱臥在床的人，連廢用症候群的症狀偶爾也會單獨出現，或者隨著其他的病症若隱若現。

所以，在工作中無法離開座位的人，或者經常使用手、眼、頭而不太使用身體習以為常的人，從現在起，就應好好地設計生活，避免發生廢用症候群和骨折事態，以便享受二十一世紀的新生活。

第11章

防止跌倒造成骨折

「跌倒」也有各種類型

比起從前，現今的年輕女性和學童們的骨折人口數目是否在增加，因沒有比較數據，故無法明確的回答。但一般而言，年齡愈大的骨折人數會增加倒是事實。故作者才在前面說明，必須趁年輕時，就小心經營生活方式，避免年老時骨骼脆弱。在日常生活中為了防備將來而進行鍛鍊骨骼一事，也能讓目前的自己免於骨折之難。

但是仔細思考，骨折的發生，尤其是手足的骨折，並不僅僅因為骨骼脆弱，大部分是跌倒或撞倒才引起的骨折。所以，為了度過生氣蓬勃不怕骨折的人生，在強壯骨骼的同時，防備跌倒也是非常重要。

跌倒的種類雖然繁多，但通常的模式是走在平地，突然啪噠一聲跌了下去。但是另一種情況是，手雖扶著欄杆小心前進時，突然膝蓋無力癱軟，手心和臀部著地，這也屬於跌倒。另外如由床舖移坐輪椅或椅子上時，突然失去平衡，唏哩嘩啦地由腰部滑落，這也算廣義的跌倒。考量這幾種跌倒方式，跌倒的定義似乎有些模糊，但還是可以把它定義為——總之在移動或立起身體時，體勢癱軟，由膝、上半身依序從床上跌落地上的狀態。

進一步地研究「跌倒」

乍看之下，許多的日本醫生並不在意跌倒事件。但在國外，以美國為中心，有許多醫生參與如同肺炎和高血壓一般的科學方法，以便努力減少發生跌倒事件。換了日本人的情況，當跌倒發生時，總是因先入為主的觀念作祟下，認為在站立走路的普通行動中跌倒是令人難為情，而責怪自己不好等來辯解事情。卻不考慮可能因為身體狀況或情緒不好，或者床舖等環境問題才導致跌倒，所以，也很難使用科學方法來研究如何減少跌倒。

「東京都老人綜合研究所」曾提出在施設內跌倒的老年人之跌倒原因調查報告（圖37）。指出跌倒以多寡順序分為以下三種情況：老年人因為滑倒、踢到東西、或者全身搖晃等細

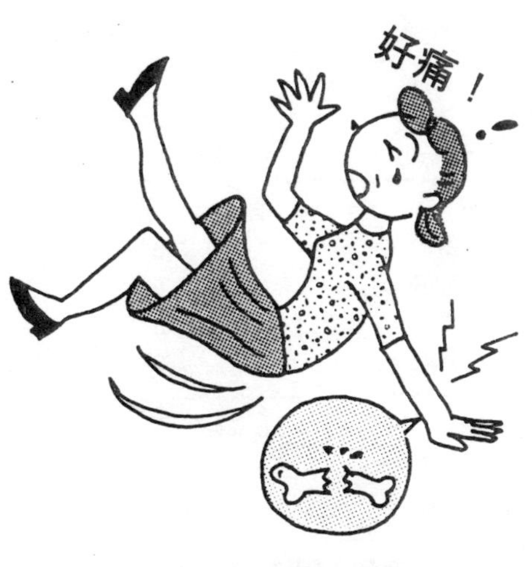

「跌倒」的種類繁多

項目		比率
沒有受傷		31.9%
小外傷		50.5%
	傷	15.2
	扭傷	10.8
	毆打	23.5
	其他	1.0
大外傷		17.6%
	骨折	9.3
	其他	8.3

圖37　老年人因跌倒而受傷
（摘自芳賀等人的資料）

微動機而導致跌倒的比率占有十五%到三十五%。

這種情況和年輕人大多因為撞到障礙物，或踏空樓梯而跌倒的情況大不相同。根據統計，老年人的情況，在東京都的設施內發生的人有九%，但一般有五～六%的人造成骨折。而年輕人本身跌倒的機會就很小，又即使是跌倒但骨折的比率也低，不過隨著年齡增長，因跌倒而直接骨折的情況就會變多。

老年人的跌倒特徵

高齡者如果跌倒除了容易骨折外，在骨折的部位也具備某種特徵。不分男性、女性的年輕人，大多是因腳部扭到，因此手心著地而引起扭傷，或腳踝骨折之直接性的外傷。但是五十歲、六十歲左右時，跌倒手心落地的情況，會在離手心較遠的手腕引起橈骨遠位端骨折。如果是再高齡一點的七十、八十歲左右時，則會有在離更遠的髖部骨骼部位發生骨折的傾向。

什麽樣的人容易跌倒

我們知道因為跌倒導致髖部骨骼骨折的人，大多是時常有跌倒經驗的人，無法閉眼單腳站立四秒鐘以上的人，以及喜歡穿和服、習慣穿木屐的女性（圖38）。

跌倒固然具有若干個人不小心的因素，但是更大的因素可說是身體狀態和生活方式。容易和跌倒環環相扣的身體條件，除了因心律不整、神經系統的病症、精神神經系統作用而服用藥劑等情況下，也有因高齡而引起的平衡障礙。

年輕人站立時身體搖晃的情況，是二十秒內重心搖晃描繪出來的軌跡大約是二十公分，但隨著年齡增長，其軌跡會愈長，高齡時會增加為二倍，即四十公分。

這是指睜眼時重心搖晃的狀況，但閉眼時的重心搖晃情形會是睜眼時的二倍以上。年輕人是四十公分，高齡後會達八十～一百公分之多。由此結果知道，年輕人矇眼走路時的不安定程度，竟和老年人仔細看路走路的不安定程度相同。

另外將一個人的身體重心，向前或向後移到腳底前後長度大約什麽位置為止，也不會倒下的實驗結果發現，年輕人腳底大約六〇％的範圍都算是安全領域。

		患者（人）	健康的老年人
病例數		42	57
背景	年齡（歲）	80	80
	體重（kg）	42	46
單腳站立			
	4秒以上	10	21
	4秒以下	4	11
飲用多少牛奶			
	1日200毫升（ml）以上	20	36
	1日200毫升（ml）以下	21	21
跌倒的經驗			
	有經驗	16	33
	無經驗	23	24
喜好的衣服			
	喜好洋裝	17	33
	喜好和服	23	23
喜好的鞋子			
	喜好皮鞋	8	23
	喜好木屐	27	22

圖38　哪一種生活方式的人會得髖部骨骼骨折

相對的，年齡愈高其安全領域的範圍就會愈狹，當八十歲左右時，大約只剩腳底前後長的二〇％，其狹化程度大約是三分之一。前後長度縮短為三分之一的意義是說，若改以面積計算可以安全站立的範圍，等於狹化接近了九分之一。

這是因為足部的肌肉力量減弱，關節的運動劣化，以及在緊急關頭時的判斷力低落所致。所以必須從年輕時設法使這些能力不降低。

因此，養成散步的習慣，或者郊遊等不激烈的運動也足夠。

假如要從事網球、有氧體操等激烈活動身體的運動時，要把軟身運動之基礎運動充分地引進運動中為要。

如何預防跌倒

預防的方法可以列舉穿鞋子勝過穿涼鞋、木屐；穿運動鞋勝過高跟鞋；穿洋裝勝過和服。但是，我們總不能把預防跌倒視為人生的一切，也必須配合當時的情況穿著適當的衣服，而且享受各種打扮的樂趣。因此，對於容易跌倒的情況應多加設想，例如在天橋或車站的樓梯等，不可慌張跑步；在下雨天或黑暗的道路行走時，要注意腳步小心地走。

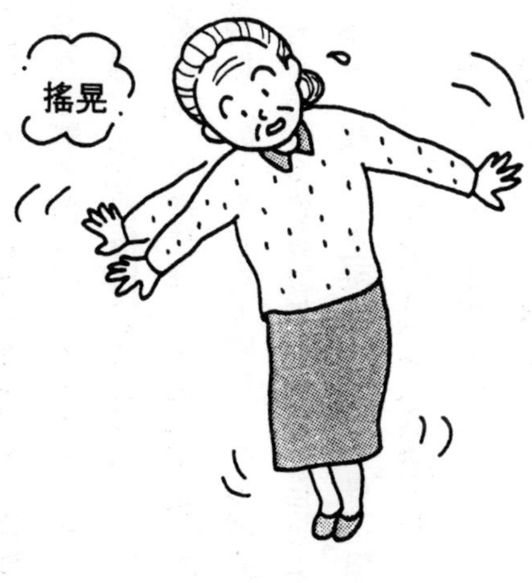

高齡時重心會狹化

或許有許多人認為在自己的屋內大可放心，不料屋內也是一個容易意外跌倒的地方。這可能和長時間在屋內度過有關，有許多地方會妨礙行走，因此，時而腳部被電線絆住，或因踏到報紙導致滑倒而引起手腳骨折事件。由此可見，收拾整頓房間，使活動方便容易才能預防跌倒而引起的骨折，所以奉勸不太願意掃除整理的年輕人，也應確保有踏腳的空間為要。

我覺得現在這群年輕人的成長環境，大多是屬於課業比運動更受重視，做功課比玩耍更令人關注的狀態。因此被指出目前的學童等，比以前有更加容易跌倒的傾向。另外，骨折也和皮下脂肪量有關。同是跌倒，對於因節食等而消瘦的人而言，骨骼會直接承受到衝擊力，更容易引起骨折。如丹麥就有人研究，在身體上裝置替代皮下脂肪的保護器以防止骨折，可見節食除了會造成骨骼脆弱之外，也由於脂肪太少致使骨骼容易直接承受到外力，而更容易陷入骨折的陷阱。歸納以上所說，可以列舉不怕骨折、度過活力人生的五個項目：

一、多方設想強壯骨骼的飲食、運動、日光浴。
二、平常多加活動，以便減少跌倒。
三、多注意穿著，以減少跌倒。
四、多加收拾整頓身邊的物品，以減少跌倒。
五、節食應適可而止。

五個項目中，有一部分重複，但仍然希望理解內容，引入日常生活中。

第12章 骨骼是一生的伴侣

防範骨質疏鬆症是一生的問題

努力就能維護健康嗎？

一個正處於精力充沛地在職場上每日工作之年紀的人，或者正處於生育兒女守護家庭之年紀的人，尚不曾考慮到會生病，何況是將來才可能發病的骨骼病症等疾病。

這也難怪，若在身體健康時就一直擔心生病，認為人生的一切為健康而存在，如此過著日子的結果，可說是身體雖健康，但心靈卻已經生病了。因為病症具有不論如何努力也可能防不勝防的一面所致。

根據本人大約三十年的行醫經驗，認定病症的發生和進展，有五成左右要歸屬於天命和自然造化，另二～三成是主宰於文明是否進步和經濟是否富裕等圍繞著自己的客觀環境，其餘二～三成才是自己努力的部分。關於這點，有些醫生和公共衛生的統計學者持有不同的意見，有人主張環境因素應占最大的比重。

這些比重會因病症的種類而有所不同，例如，癌症和慢性關節風濕症中，或許不得不認為自然造化的部分占了七～八成，而糖尿病和高血壓靠自己努力的部分占五成。的確，疾病好像區分為兩種，一種是憑藉自我努力和健康增進法，即可以預防至相當程度而不易患病；另一種則和生活方式無關，可能隨時入侵人體防不勝防。

可見如果涉及自然造化的因素，則不論自我多麼努力自救，也不能完全控制病症的發生。

所以不僅是健康人士，即使是身體承受某些不適的人，都應該及時享受生活，做些有利社會的事。因為我們應該把健康和自己的身體，視為達成人生目的的工具罷了。

骨骼的維護

話雖如此，但愈好的工具愈有利達成目的，所以要時常檢查工具，避免受傷害。也是說，這個工具雖然不需要全天二十四小時的磨光檢查，但是要一面使用，一面偶爾加以維護檢查，讓它能長久耐用。針對骨骼而言，所謂的檢查是指骨骼的健診，那麼維護是指日常生活的三原則。所以，必須時常接受檢查，避免骨折或被壓縮的現象，並且要多加攝取鈣質、吸

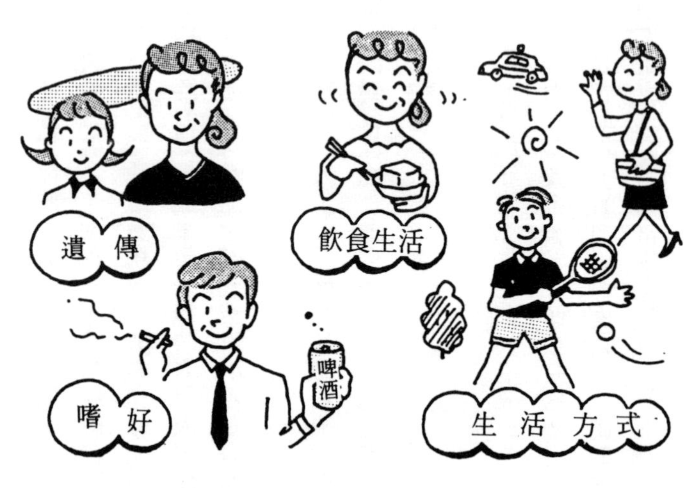

骨骼強度會因各種因素而決定

收日光、每日從事輕微的運動都是必要的維護工作。

不分男性、女性，在其年輕時代的骨骼強度，是具有承受好幾倍日常衝擊力的耐力。所以，他們不會輕易骨折，或因為骨骼受到壓縮而變形。年輕人發生骨折的情況大致是受到強烈的打擊，或者由高處跌落等承受極大力量所致，幾乎不會因為骨骼脆弱而骨折。

因為年輕時，骨骼含鈣量即使減少，但保持骨骼強度的另一成分——膠原質纖維，卻仍十分地強韌，故骨骼猶如嫩枝一般地可以繞彎，不會輕易地被折斷而骨折。

可是如果持續骨骼含鈣量不足的情況，當年紀大了的時候，鈣量會有愈來愈少的傾向，而且膠原質也會減弱（到底年紀大了，膠原質的減弱會有何變化，詳情不明，不過膠原質會隨著鈣量的減少而減弱、脆化，倒是不容置疑的事）。

骨折和膠原質所扮演的角色等，雖然目前仍有些不清楚的部分，但可以確信的是，「骨骼含鈣量減少的人，骨骼也會隨著脆弱」。至於，骨骼含鈣質的多少和強度，會受到種族和親子遺傳、及幼年期之後的各種飲食習慣、活潑性等圍繞著自己的客觀環境、體質、嗜好等自然造化，以及受到目前為止的環境所主宰決定的部分，或許占了七～八成。可是，其餘的二～三成，可從現在開始，憑藉自己的努力，在骨骼中儲存鈣量，也可以強壯骨骼。如此的強壯骨骼方法，稱為骨骼的維護。假如能在年輕時，就把強壯骨骼的設想引進日常生活之中，讓骨骼在不知不覺之中強壯起來，那是最理想的做法。

每五年做一次骨骼的檢查

希望維護機器，就得事先做好檢查。骨骼也是如此。例如，在結婚時做檢查也是好時機。或者利用正常二十五歲、三十歲的生日之時，前往檢查自己的骨骼強度與同齡的人相比較，其骨骼含鈣量到底是多或少，也是一個好方法。大多數的中老人都知道自己的血壓和血液中的膽固醇數值。而這些數值可說是預防高血壓、動脈硬化、腦中風的第一步。同樣的，針對骨骼含鈣量，尤其是女性，我認為必須在與骨質疏鬆症無緣的年輕時代，就應探知自己的儲存量到底有多少。緊跟著在五年後或十年後，再探知一次自己的鈣質儲存量有何變化，如此更是正確的檢查法。我提及的五年、十年雖可說是長時間，但是因為年輕時代的骨骼在半年或一年之間並不會產生太大變化，故第二次的檢查時間，認為在間隔數年以上為佳。

因此，當第二次的檢查結果並無太大變化，甚至出現骨骼變強的數值，那可說是直到目前為止的生活方式良好。但是，若第二次的健診數值發生低落的情況，則應該更加積極地引進強壯骨骼的生活方式。同理，對於在第一次和第二次的檢查結果，都顯示骨骼脆弱的人，莫不更應如前積極地引進強壯骨骼的生活方式。

若是停經前後的四十五歲～五十五歲左右的女性，儘可能在最初健診的一～二年後再度進行第二次的健診。其結果如果是第一次的檢查數值低的人，或者第二次健診數值減少的人，都有必要重估自己的生活方式。

換了男性，則認為在六十歲之後才接受骨骼健診尚未嫌遲，第二次的健診也在數年後進行即可。這就是骨骼維護的概要，也是促使成為自己一生伴侶的骨骼，長保健康的秘訣。

骨質疏鬆症健診已普遍化

現在有關骨骼的維護、檢查方法和它的效果，各位應該已了解，但問題出在應到何處去接受檢查呢？

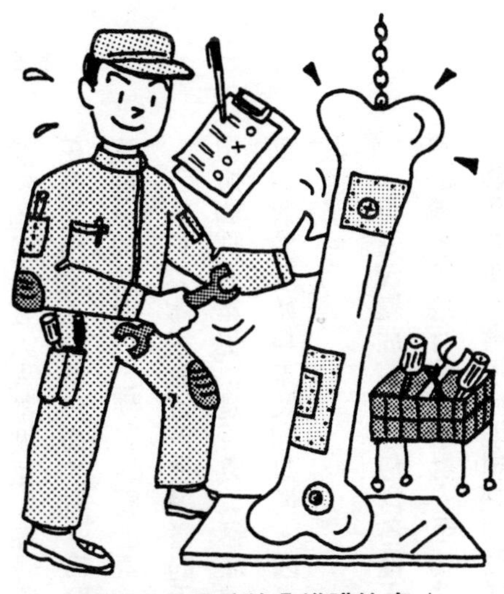

需要進行骨骼的「維護檢查」

有關學童的健診、成人病和老人病健診，均由學校、衛生所、診療所等單位來實施，且已有相當的成果。但是有關骨骼的健診是哪個機構實施呢？由哪個系統執行呢？間隔幾年進行一次呢？這些問題在日本全國仍無統一的規定。目前日本雖然正刻意在研究使用手部X光攝影的方法、使用超音波的方法、計測腰骨密度的DEXA法，等等希望取得更準確的數據，而且簡便操作，能耐用長達五～十年的各種計測機器，但目前為止，仍無法獲得相當的結論。但是，在人人都廣泛認識骨質疏鬆症的今天，確立高齡期的人能夠輕易接受的健診系統正是當務之急。所以衛生所、市區鄉村和預防醫學有關的設施，必須響應衆人的期望開始實施健診的狀況，已到了燃眉之急。

預料當本書到達各位讀者的手裡時，日本國內的健診應該到處都有開辦才對。因為本書出版的那一年也正是骨質疏鬆症健診開辦的頭一年。這些是在企劃本書時，以及在寫本書的前半段時所始料未及的事情。因為變化是如此的快速，所以社會上以及有關骨骼的狀況也都改變了。

骨質疏鬆症的健診包含各種不同的健診方法，但預料到了開放健診的時候，會採購較優良的機器來進行健診才對。至於健診的對象是誰?受診後的指導等也可能因設施而異，但預料數年之後，會慢慢地規劃到最好的方向。

以上所說的健診系統，仍有一些未完成的部分，故各位應該提高警覺，當有關骨質疏鬆症的預防健診開辦的時候，務必前往接受檢查。把骨骼的「維護檢查」當作一生的大事，做為將來生氣蓬勃的人生基礎。

第13章 留心骨骼人士的問答

Q1 最近時常腰痛，是否罹患骨質疏鬆症？不知應該看哪一科的醫生呢？

A 建議首先看診整形外科

因為骨質疏鬆症是骨骼脆弱後才出現各種症狀的病症，所以前往專門治療骨骼的整形外科醫生那裡接受診斷，是不會錯的。醫生會由鈣質是否由骨骼中流失，或者骨骼是否折斷、變形來確認是否罹患骨質疏鬆症。

這種確認方法，包括利用同位素等放射線的方法，以及使用超音波的方法等。但是能直接測定骨骼含鈣量的機器，在日本尚不十分普及。不過幾乎有一〇〇%的日本國內醫院、或六十七%的開業診療所的醫生，均有設置X光線攝影裝備。因此利用骨骼的X光影像來診斷骨質疏鬆症的方法，算是最標準的確認方法。

任何一位醫生都曾在醫學生時代的教育，學習過判讀骨骼X光攝影軟片，而且各科醫生也都能實際判讀軟片。但是，專門看診整形外科的醫生，由於從醫後，專攻骨骼和關節，看慣了骨骼X光影像，故更能充滿信心的診斷骨骼的強弱程度。因此認為對於骨質疏鬆症的診斷確認，以首先受診整形外科最好。

・如果不知道情況，可和常看診的醫生協商

可是我想有時整形外科醫生並不一定在居家附近。而且現況顯示，目前骨質疏鬆症的患者大約有六百萬人以上，可是日本全國的整形外科醫生卻不足一萬八千人，是無法充分治療得了患者。

另一方面，雖然骨質疏鬆症的病症部位是在骨骼，但它的起因包括胃腸對維他命D和鈣質等的吸收不夠，或者內臟病症、賀爾蒙缺乏、藥劑副作用等，其範圍可說是跨越了內科和婦科醫生的專業領域。因此，內科和婦科的醫生中也增加了研究骨質疏鬆症之診斷、治療的醫生。狀況既然如此，首先看診整形外科雖然最理想，但和常看診的醫生（大多是內科醫生）協商，打聽也診斷骨質疏鬆症的內科和婦科醫生，也是方法之一。

像問題中對自己質疑是否罹患骨質疏鬆症時，首先尋求看診整形外科，若無法找到，就和常看診的醫生協商，包括尋求適合的內科和婦科醫生才好。

雖然說整形外科醫生最好，但是有些公家醫院和新設立的醫療機構，若無持有介紹信，會有醫生不受診的情況。故有必要事先打電話等向其確認。再說，只接受骨質疏鬆症的診斷而已並無太大意義，它是必須經過長時間的治療，因此，建議你還是看診前往方便的鄰近醫療機構為宜。

Q2 我想接受骨質疏鬆症的健診，不知採用何種檢查方法？另外，任何檢查方法都一樣看得出骨骼強度嗎？

A 共有三種檢查方法。而且各有特色，優劣難分

・根據X光軟片來判定的方法

X光軟片的檢查方法，是以X光拍攝腰骨和手骨，再透過目視或機器來判讀軟片的方法。由於腰骨是最快也最容易表現弱化的骨骼，所以只要觀察其X光軟片，即能一目瞭然地得知骨骼是正常，或稍微脆弱，或已脆弱到可被判定為骨質疏鬆症。

因此，使用X光照像進行腰骨的健診，具有許多的優點，包括在診斷確定以前，其中過程很快結束，而且直接健診體內最容易脆化的骨骼，其結果的可信度很高；另外其受檢對象在X光機器前面接受檢查的時間最多長達三分鐘。故在東京都的某些區域，已經把這種方法運用於一部分老人健診當中，並獲得成效，可是尚未成為健診法而普及化。

另外，有將鋁板或鋁面連同手指一起拍攝X光，兩相比較以推測手骨含鈣量的方法，稱之為「MD法」和「DIP法」。這種方法的優點，只在手上投射X光線即完成健診，安全性比較高，且攝影時間比腰骨的攝影時間短，迅速的話只要三十秒鐘即告完成。

像這種適於團體健診的檢查法才受人矚目。但也有一些學者認為容易罹患骨質疏鬆症的骨骼，大多是腰骨和背骨中的海棉體，若改採檢查長管狀之手骨，是否能敏銳地計測出骨骼的脆弱情況，令人質疑。

另外，也可能因X光軟片的性質和沖洗方式，而造成計測值多少不同。雖然是一起拍攝，但X光軟片上顯示的骨骼空白部分，對照在鋁箔上的厚度，是否能代表骨骼的強度等仍有疑問。不過簡便又容易使用的MD法和DIP法仍被認為是健診的主流，並廣泛運用於醫療設施中。

・DEXA法——是計測骨骼含鈣量的方法

將微弱的X光線由一個小洞放射出來，使它透過身體全身或部分，再由通過身體的X光線的量來計測骨骼含鈣量以及骨骼強度的方法，稱之為「DEXA」的健診法。使用DEXA法，不論全身的骨骼，或針對腰骨、髖部骨骼都能計測出它們的強度。

這種方法能又快又正確地由會顯著流失鈣質的腰部部位，計測出骨骼含鈣量，可算是理想的檢查法。但是，這個檢查法的缺點是，一個小時最多只能計測五～八個人而已，而且機器的價格昂貴。

但是DEXA法，卻有利使用於只要獲知正確結果不怕費時的情況，以及和骨骼的X光軟片相比較骨骼含鈣量的情況等，都是醫院等醫療機關裡面對確定診斷時所採用的檢查法。但是，健診的情況卻不同，一般是必須在最少的時間內，完成看診全部健診對象。如果一日只能健診三十～四十個人，則日本國內的老年人在一年中若參與健診，那麼就必須每日操作二千台的DEXA機器。

如果年輕人也要參與健診的話，那就需要更多的DEXA機器和人手。既然必須花費這麼多的費用和精力，那就無需健診，只要配發鈣劑以及其他強壯骨骼的藥劑給大家服用較為經濟，把珍貴的人力轉使用於其他地方更為有效。既然DEXA法是計測骨骼含鈣量的優越方法，預料今後會繼續研究，把它引進健診的系統之中。

・阿基里斯法——使用超音波投射骨骼，以期知道骨骼強度的方法

最近開發的骨骼強度檢查機器——超音波骨量計測機，就是對腳踝投射高頻率的音波，從透過骨骼中的速度和骨骼的脆弱情況來查看骨骼的強度。這種方法非常簡易，只要坐在椅子上，把腳踝泡入熱水中就能自動的測出骨骼的強度，故預料今後會普遍化。

超音波的最大特徵，比X光線產生的傷害力格外的少，故在醫療機關和衛生所以外的保健中心和社教館都能使用到，就如以血壓計量血壓那般輕易地即能進行骨骼的健診。但是這種檢查法卻殘留下需要再度確認其計測的骨骼是否正確，以及是否能夠把每人需要的約十分鐘檢查時間再縮短一些……等等課題。

・哪一種才是最優良的檢查方法？

以上三種檢查方法，其內容顯然各不相同，但總是能檢查出是屬於健康人的數值，或是骨質疏鬆症的人的數值，而且也顯示介於上兩者之間應注意身體的人的數值。或許今後的骨骼健診法會統一，但目前這三種檢查法到底哪一種才是最優艮的方法，仍難以分出優劣。如果太早決定哪一種方法為最優艮，也說不定會出現其他更優越的檢查方法。

所以預料會暫時使用這三種方法中的任何一種，或者把三種方法組合起來當作骨骼強度的健康法。一般認為骨骼變強或變弱的方式均緩慢，故即使每年健診接受指導，其效果也不大。因此，要決定健診法的優劣，勢必需要更長久的歲月。雖然研究者竭盡心力地在研究健診法，但卻無法追上社會的變動速度、老年人的增加以及患者的普遍增多現象，因此造成出現了許多的健診法之後，仍有許多接受健診的人不知何去何從的原因。

但是任何種類的健診法，都自然有其莫大的意義，故只要有機會就務必接受骨骼的健診，做為今後重估生活方式的參考。

Q3　服用漢方藥劑、針灸，或整體民間療法等，可以強壯骨骼嗎？

A　不巧我對於漢方藥劑和不適於健康法保險的民間傳統療法造詣不深，所以不知道這種治療法是否能強壯骨骼。但是，一般的漢方藥劑中，有關能夠確實治療病症的藥劑種類也已使用於健康保險的診療，這些藥劑的數目具有一百種類以上的組合，但仍沒有對骨質疏鬆症有效或具強壯骨骼效能的藥劑。

故根據這點，不能說服用了漢方藥劑即能強壯骨骼。

但是，服用漢方藥劑可能產生食慾大增，或消失疼痛和浮腫使得行動容易的效果，因而造成每日鈣質攝取量的增加，曝曬陽光和運動量也增加。由此可見，雖不能期待服用漢方藥劑來直接強化骨骼，但我覺得有可能透過身體狀況的調整而達到強壯骨骼的目的。

另外，我們也常能看到，有些人不論價格多麼貴，也要採用針、灸、整體等不適用於健康保險的民間療法之治療方式，這讓人反省目前健康保險所使用的西洋醫學診療法，是否能夠滿足患者的治療效果。但是對於我們這些學過西洋醫學的醫生而言，各種的民間療法中卻混雜著我們認為理所當然的部分以及擔心的事情。

例如，燙傷等不久會留下傷口，或者又化膿時，如果進行針灸或大力拉扯脖子和腰部來矯正的整體治療等，有時會殘留後遺症。再說我們可以斷定，這些針灸和矯正等治療，根本不具強化骨骼的可能性，所以不妨認定無法以民間療法來預防、治療骨質疏鬆症。

Q4 以前聽過不幸無子嗣的女性具有骨骼脆弱的體質，所以容易罹患骨質疏鬆症。但也聽過相反的言論，指出生產過多位子女的女性，容易罹患骨質疏鬆症，到底哪一種說法才正確呢？

A 卵巢的功能才是問題焦點

結婚之後無法生育子女的理由有許多。其中部分理由是天生的體質因素或病症起因所造成的卵巢功能不良，使女性賀爾蒙無法充分分泌的狀態。在女性賀爾蒙分泌不充分的狀態下，骨骼難免脆弱，結果認為不能生育子女的已婚女性具有骨骼脆弱的可能性。

所以，問診中在證實是否骨骼脆弱項目中，有一項查核是否爲不受孕的母親，這雖不算是錯誤，但是不孕的原因並不限於女性賀爾蒙的不足，有時問題是在男性一方，或者有關年齡和其他各種狀態。所以，不孕的項目乍看之下似乎一目瞭然、簡明易懂，但相對的，也有些地方略嫌牽強。因此，我認為與其要說成不孕，不如說：「沒有月經，或者月經不順的女性具有骨骼脆弱的可能性」較為實際。

・在懷孕、授乳期攝取更多的鈣質就不會骨骼脆弱

嬰兒在誕生時大約含有二十八公克的鈣質，至於這些鈣質來自何處，不外乎是來自母親的體內。而且嬰兒在吸食母乳時，母親平均每日會被嬰兒吸走二二〇毫克的鈣質，合計一年之間，透過授乳，母親總計流失大約八十四公克的鈣質。可見母親每生產一個孩子，加上授乳，一年內大約喪失一百公克以上的鈣質。前面曾經提過，一般女性的鈣質儲存量比男性少，即使在最多儲存量的二十～三十歲左右，也不過是七百～八百公克而已。既然儲存量這麼少，又假定生了四個孩子又哺育母乳的情況，結果簡單地計算體內含鈣量會減少一半。僅觀這一點，恐怕就會令人擔心罹患骨質疏鬆症。的確古時候的女性常見每次生產牙齒就會變壞，腰部即無法挺立的人。不過，最近已很少聽聞這種狀況。這是因為懷孕中的母親教育已相當普及，懂得多加攝取含有豐富鈣質的食品，以備生產授乳的需要所致。

前面提過一般食物中的鈣質僅有二成會被體內吸收，其餘的七成會連同糞便被排出。但在懷孕和授乳期間，體內對鈣質的吸收比率會大幅增加。再說當攝取了許多含有豐富鈣質的食品之後，不但能彌補被嬰兒吸取掉的鈣量，並大多有剩餘的鈣量。一般認為最近的女性在辛苦生下嬰兒之後，會有增加的鈣質儲存做為回饋。故最近即使生下許多子女，也難以和母親骨骼轉為脆弱畫上等號。因此，不可認定子女衆多的母親，其骨骼就愈脆弱。但願各位母親在懷孕和授乳期間，充分地攝取鈣質，使母子雙雙均能獲得健康。

Q5 我腰部有酸痛。這種痛是屬於骨質疏鬆症的痛呢？或者其他病症的痛？

A 中老人的腰痛原因很多，一般很難單憑疼痛狀況就能診斷何種病症起因？但是只要詳細了解疼痛的情況，倒能某程度地推定是由何種病症造成。

例如，高齡的女性發生閃腰引起了激烈疼痛，在當時是需要癱臥在床，但經過一～二週後，疼痛會慢慢地緩和，這種情況可以推定是背骨和腰骨因為骨質疏鬆症，而遭損壞引起的疼痛。

另一種如體格結實的中老年男性或女性，其腰部和背部無法擺動，而且腰痛會傳達到腳部，這種情況即有腰部脊柱管狹窄症的嫌疑。簡單說明這個冗長病名的病症，是由於年輕時使用身體和腰力過多，結果造成腰骨偏位，骨刺或者多餘的石灰化物質，以至於壓迫到掠過腰部的脊髓而產生腰部疼痛。自古被視為坐骨神經痛的病症，就是這種腰部脊柱管狹窄症的一部分。

罹患了這種病症時，會產生由臀部到髖部骨骼後側，直到腳踝都會有疼痛掠過，而且滲透到腳趾頭和腳背的症狀。另外，步行十～二十分鐘，腰部疼痛會更強烈，再也走不動而需要坐下彎腰休息。這種暫時性的跛腳症狀也是腰部脊柱管狹窄症的特徵。

除此之外，罹患這種病症的患者中，有一～二成的人會覺得由肛門到陰部有焦熱的疼痛感。這種症狀就是腰骨變硬、偏位而刺激到神經的病症特徵。由上述的症狀，大致上可以分辨這種病症和骨質疏鬆症的區別差異。

但為了準確地鑑別，有必要進行腰部的X光攝影檢查。另外，最近日本國內大約啟用了一千台的核磁氣共鳴畫像法（ＭＲＩ），透過這種機器來檢查腰部，即能確認壓迫到神經的狀態，並且更加明瞭和骨質疏鬆症的區別。

Q6 我已看了兩年的精神科醫生，還領回精神安定劑和安眠藥等三種類的藥劑。如果持續服用這些藥劑會造成骨骼脆弱嗎？

A 服用安眠藥等一般精神藥劑，是不會構成骨骼脆弱的原因。但是有時候服用安眠藥會上癮，或在早上醒來時仍睡意不斷，所以不是可以推薦給一般人的藥劑。不過根據美國的報告，指出大約有三分之一的老年人，具有睡眠障礙的苦惱。如果能技巧地服用少量的安眠藥來治好失眠的毛病，並且在白天也能活躍工作的情況，即可說安眠藥也有效用。

據研究報告指出，服用了這些對精神和神經產生作用的藥劑，會引起骨骼脆弱。這個理由是這些藥劑中的一部分含有預防痙攣的藥劑，會造成促進肝臟功能的維他命D作用減低。而維他命D的作用減低的結果會產生骨骼脆弱，這稱為抗痙攣劑產生的骨骼軟化症。

需要服用抗痙攣藥劑的狀態，包括曾患腦中風之後和頭部外傷之後，或者天生患有容易抽筋病症的人等。所以，已服用抗痙攣藥劑長達五～十年的人，需要仔細地請教醫生，自己服用的藥劑是否是含有使骨骼脆弱的藥劑；另一方面，也應透過X光攝影檢查等來了解骨骼的狀態為宜。不過當病患服用抗痙攣藥劑，和精神、神經藥劑的同時，也可以結合攝取豐富鈣質的餐食，以及在日光下運動的治療方法，故應為憑藉能夠自行克服併發症的心態來過生活為要。

Q7 隨著烹調的方法不同，鈣質也會如同維他命C一樣被破壞嗎？請指教我有效的烹調方法。

A 鈣質是一種元素，故不論加熱，或暴露於氧氣、水和油中，也不會進一步受到破壞、減少。當然，若把含有多量鈣質的小魚等浸泡在醋中食用，則一部分的鈣質會溶於醋中，所以小魚中的鈣質也多少有些減少，而在醋中的鈣質卻增加。如果合計小魚和醋裡的鈣量，就和原來的小魚具有同量的鈣量。

另外，如長時間的燉魚，一方面膠原質會消失，而且骨骼中的鈣量也些許溶入湯中，但合計湯中和魚中的鈣量，發現並不會改變原來的鈣量。

由於鈣量是如此地不會受到烹調方法的不同而遭破壞，因此不用擔心如維他命C一般，加熱會破壞減少，用果汁機攪拌也會減少分量。因此請各位選擇容易進食的烹調方法享受飲食之樂。

現在，各位或許以為如果醃製若鷺時，應該連醃製的醋汁也喝下，可是喝不下時又擔心若鷺骨骼中的鈣質減少若干分量，則入口的鈣量也會減少多少。依理論而言，部分的鈣質即溶於醋中，若鷺的骨骼含鈣量多少也會減少。

但你要記得，鈣質進入體內後只能被吸收大約三成的分量。而且鈣質在骨骼中會牢牢地和磷酸，在貝殼時牢牢地和碳酸結合一起，因此，接觸到胃酸時也不溶出，反而大部分的分量都形成糞便排出。

所以，你若希望從不易溶化的魚中硬骨溶出一些鈣質，以便引進體內時，那麼必須事先用醋醃泡魚骨，使其軟化再進食，如此和胃酸相聚才是萬全之策。因為吃了醃泡過醋等的軟化骨骼，即使扣除掉骨骼溶於醋中的微量鈣質，還算有利可圖。

大展出版社有限公司	圖書目錄

地址：台北市北投區11204
致遠一路二段12巷1號
電話：(02) 8236031
8236033
郵撥： 0166955～1
傳眞：(02) 8272069

•法律專欄連載•電腦編號58

台大法學院 法律學系／策劃
法律服務社／編著

①別讓您的權利睡著了1	200元
②別讓您的權利睡著了2	200元

•秘傳占卜系列•電腦編號14

①手相術	淺野八郎著	150元
②人相術	淺野八郎著	150元
③西洋占星術	淺野八郎著	150元
④中國神奇占卜	淺野八郎著	150元
⑤夢判斷	淺野八郎著	150元
⑥前世、來世占卜	淺野八郎著	150元
⑦法國式血型學	淺野八郎著	150元
⑧靈感、符咒學	淺野八郎著	150元
⑨紙牌占卜學	淺野八郎著	150元
⑩ＥＳＰ超能力占卜	淺野八郎著	150元
⑪猶太數的秘術	淺野八郎著	150元
⑫新心理測驗	淺野八郎著	160元
⑬塔羅牌預言秘法	淺野八郎著	元

•趣味心理講座•電腦編號15

①性格測驗1	探索男與女	淺野八郎著	140元
②性格測驗2	透視人心奧秘	淺野八郎著	140元
③性格測驗3	發現陌生的自己	淺野八郎著	140元
④性格測驗4	發現你的真面目	淺野八郎著	140元
⑤性格測驗5	讓你們吃驚	淺野八郎著	140元
⑥性格測驗6	洞穿心理盲點	淺野八郎著	140元
⑦性格測驗7	探索對方心理	淺野八郎著	140元
⑧性格測驗8	由吃認識自己	淺野八郎著	140元

⑨性格測驗9　戀愛知多少	淺野八郎著	160元
⑩性格測驗10　由裝扮瞭解人心	淺野八郎著	140元
⑪性格測驗11　敲開內心玄機	淺野八郎著	140元
⑫性格測驗12　透視你的未來	淺野八郎著	140元
⑬血型與你的一生	淺野八郎著	160元
⑭趣味推理遊戲	淺野八郎著	160元
⑮行爲語言解析	淺野八郎著	160元

•婦 幼 天 地• 電腦編號16

①八萬人減肥成果	黃靜香譯	180元
②三分鐘減肥體操	楊鴻儒譯	150元
③窈窕淑女美髮秘訣	柯素娥譯	130元
④使妳更迷人	成　玉譯	130元
⑤女性的更年期	官舒妍編譯	160元
⑥胎內育兒法	李玉瓊編譯	150元
⑦早產兒袋鼠式護理	唐岱蘭譯	200元
⑧初次懷孕與生產	婦幼天地編譯組	180元
⑨初次育兒12個月	婦幼天地編譯組	180元
⑩斷乳食與幼兒食	婦幼天地編譯組	180元
⑪培養幼兒能力與性向	婦幼天地編譯組	180元
⑫培養幼兒創造力的玩具與遊戲	婦幼天地編譯組	180元
⑬幼兒的症狀與疾病	婦幼天地編譯組	180元
⑭腿部苗條健美法	婦幼天地編譯組	180元
⑮女性腰痛別忽視	婦幼天地編譯組	150元
⑯舒展身心體操術	李玉瓊編譯	130元
⑰三分鐘臉部體操	趙薇妮著	160元
⑱生動的笑容表情術	趙薇妮著	160元
⑲心曠神怡減肥法	川津祐介著	130元
⑳內衣使妳更美麗	陳玄茹譯	130元
㉑瑜伽美姿美容	黃靜香編著	150元
㉒高雅女性裝扮學	陳珮玲譯	180元
㉓蠶糞肌膚美顏法	坂梨秀子著	160元
㉔認識妳的身體	李玉瓊譯	160元
㉕產後恢復苗條體態	居理安・芙萊喬著	200元
㉖正確護髮美容法	山崎伊久江著	180元
㉗安琪拉美姿養生學	安琪拉蘭斯博瑞著	180元
㉘女體性醫學剖析	增田豐著	220元
㉙懷孕與生產剖析	岡部綾子著	180元
㉚斷奶後的健康育兒	東城百合子著	220元
㉛引出孩子幹勁的責罵藝術	多湖輝著	170元

㉜培養孩子獨立的藝術	多湖輝著	170元
㉝子宮肌瘤與卵巢囊腫	陳秀琳編著	180元
㉞下半身減肥法	納他夏・史達賓著	180元
㉟女性自然美容法	吳雅菁編著	180元
㊱再也不發胖	池園悅太郎著	170元
㊲生男生女控制術	中垣勝裕著	220元
㊳使妳的肌膚更亮麗	楊　皓編著	170元
㊴臉部輪廓變美	芝崎義夫著	180元
㊵斑點、皺紋自己治療	高須克彌著	180元
㊶面皰自己治療	伊藤雄康著	180元
㊷隨心所欲瘦身冥想法	原久子著	180元
㊸胎兒革命	鈴木丈織著	元

・青 春 天 地・電腦編號 17

①A血型與星座	柯素娥編譯	120元
②B血型與星座	柯素娥編譯	120元
③O血型與星座	柯素娥編譯	120元
④AB血型與星座	柯素娥編譯	120元
⑤青春期性教室	呂貴嵐編譯	130元
⑥事半功倍讀書法	王毅希編譯	150元
⑦難解數學破題	宋釗宜編譯	130元
⑧速算解題技巧	宋釗宜編譯	130元
⑨小論文寫作秘訣	林顯茂編譯	120元
⑪中學生野外遊戲	熊谷康編著	120元
⑫恐怖極短篇	柯素娥編譯	130元
⑬恐怖夜話	小毛驢編譯	130元
⑭恐怖幽默短篇	小毛驢編譯	120元
⑮黑色幽默短篇	小毛驢編譯	120元
⑯靈異怪談	小毛驢編譯	130元
⑰錯覺遊戲	小毛驢編譯	130元
⑱整人遊戲	小毛驢編著	150元
⑲有趣的超常識	柯素娥編譯	130元
⑳哦！原來如此	林慶旺編譯	130元
㉑趣味競賽100種	劉名揚編譯	120元
㉒數學謎題入門	宋釗宜編譯	150元
㉓數學謎題解析	宋釗宜編譯	150元
㉔透視男女心理	林慶旺編譯	120元
㉕少女情懷的自白	李桂蘭編譯	120元
㉖由兄弟姊妹看命運	李玉瓊編譯	130元
㉗趣味的科學魔術	林慶旺編譯	150元

㉘趣味的心理實驗室	李燕玲編譯	150元
㉙愛與性心理測驗	小毛驢編譯	130元
㉚刑案推理解謎	小毛驢編譯	130元
㉛偵探常識推理	小毛驢編譯	130元
㉜偵探常識解謎	小毛驢編譯	130元
㉝偵探推理遊戲	小毛驢編譯	130元
㉞趣味的超魔術	廖玉山編著	150元
㉟趣味的珍奇發明	柯素娥編著	150元
㊱登山用具與技巧	陳瑞菊編著	150元

・健 康 天 地・電腦編號 18

①壓力的預防與治療	柯素娥編譯	130元
②超科學氣的魔力	柯素娥編譯	130元
③尿療法治病的神奇	中尾良一著	130元
④鐵證如山的尿療法奇蹟	廖玉山譯	120元
⑤一日斷食健康法	葉慈容編譯	150元
⑥胃部強健法	陳炳崑譯	120元
⑦癌症早期檢查法	廖松濤譯	160元
⑧老人痴呆症防止法	柯素娥編譯	130元
⑨松葉汁健康飲料	陳麗芬編譯	130元
⑩揉肚臍健康法	永井秋夫著	150元
⑪過勞死、猝死的預防	卓秀貞編譯	130元
⑫高血壓治療與飲食	藤山順豐著	150元
⑬老人看護指南	柯素娥編譯	150元
⑭美容外科淺談	楊啟宏著	150元
⑮美容外科新境界	楊啟宏著	150元
⑯鹽是天然的醫生	西英司郎著	140元
⑰年輕十歲不是夢	梁瑞麟譯	200元
⑱茶料理治百病	桑野和民著	180元
⑲綠茶治病寶典	桑野和民著	150元
⑳杜仲茶養顏減肥法	西田博著	150元
㉑蜂膠驚人療效	瀨長良三郎著	150元
㉒蜂膠治百病	瀨長良三郎著	180元
㉓醫藥與生活	鄭炳全著	180元
㉔鈣長生寶典	落合敏著	180元
㉕大蒜長生寶典	木下繁太郎著	160元
㉖居家自我健康檢查	石川恭三著	160元
㉗永恒的健康人生	李秀鈴譯	200元
㉘大豆卵磷脂長生寶典	劉雪卿譯	150元
㉙芳香療法	梁艾琳譯	160元

㉚醋長生寶典	柯素娥譯	180元
㉛從星座透視健康	席拉・吉蒂斯著	180元
㉜愉悅自在保健學	野本二士夫著	160元
㉝裸睡健康法	丸山淳士等著	160元
㉞糖尿病預防與治療	藤田順豐著	180元
㉟維他命長生寶典	菅原明子著	180元
㊱維他命C新效果	鐘文訓編	150元
㊲手、腳病理按摩	堤芳朗著	160元
㊳AIDS瞭解與預防	彼得塔歇爾著	180元
㊴甲殼質殼聚糖健康法	沈永嘉譯	160元
㊵神經痛預防與治療	木下眞男著	160元
㊶室內身體鍛鍊法	陳炳崑編著	160元
㊷吃出健康藥膳	劉大器編著	180元
㊸自我指壓術	蘇燕謀編著	160元
㊹紅蘿蔔汁斷食療法	李玉瓊編著	150元
㊺洗心術健康秘法	竺翠萍編譯	170元
㊻枇杷葉健康療法	柯素娥編譯	180元
㊼抗衰血癒	楊啟宏著	180元
㊽與癌搏鬥記	逸見政孝著	180元
㊾冬蟲夏草長生寶典	高橋義博著	170元
㊿痔瘡・大腸疾病先端療法	宮島伸宜著	180元
(51)膠布治癒頑固慢性病	加瀨建造著	180元
(52)芝麻神奇健康法	小林貞作著	170元
(53)香煙能防止癡呆？	高田明和著	180元
(54)穀菜食治癌療法	佐藤成志著	180元
(55)貼藥健康法	松原英多著	180元
(56)克服癌症調和道呼吸法	帶津良一著	180元
(57)Ｂ型肝炎預防與治療	野村喜重郎著	180元
(58)青春永駐養生導引術	早島正雄著	180元
(59)改變呼吸法創造健康	原久子著	180元
(60)荷爾蒙平衡養生秘訣	出村博著	180元
(61)水美肌健康法	井戶勝富著	170元
(62)認識食物掌握健康	廖梅珠編著	170元
(63)痛風劇痛消除法	鈴木吉彥著	180元
(64)酸莖菌驚人療效	上田明彥著	180元
(65)大豆卵磷脂治現代病	神津健一著	200元
(66)時辰療法——危險時刻凌晨４時	呂建強等著	180元
(67)自然治癒力提升法	帶津良一著	180元
(68)巧妙的氣保健法	藤平墨子著	180元
(69)治癒Ｃ型肝炎	熊田博光著	180元
(70)肝臟病預防與治療	劉名揚編著	180元

⑪腰痛平衡療法	荒井政信著	180元
⑫根治多汗症、狐臭	稻葉益巳著	220元
⑬40歲以後的骨質疏鬆症	沈永嘉譯	180元
⑭認識中藥	松下一成著	180元
⑮氣的科學	佐佐木茂美著	180元

•實用女性學講座•電腦編號 19

①解讀女性內心世界	島田一男著	150元
②塑造成熟的女性	島田一男著	150元
③女性整體裝扮學	黃靜香編著	180元
④女性應對禮儀	黃靜香編著	180元
⑤女性婚前必修	小野十傳著	200元
⑥徹底瞭解女人	田口二州著	180元
⑦拆穿女性謊言88招	島田一男著	200元

•校 園 系 列•電腦編號 20

①讀書集中術	多湖輝著	150元
②應考的訣竅	多湖輝著	150元
③輕鬆讀書贏得聯考	多湖輝著	150元
④讀書記憶秘訣	多湖輝著	150元
⑤視力恢復！超速讀術	江錦雲譯	180元
⑥讀書36計	黃柏松編著	180元
⑦驚人的速讀術	鐘文訓編著	170元
⑧學生課業輔導良方	多湖輝著	180元
⑨超速讀超記憶法	廖松濤編著	180元
⑩速算解題技巧	宋釗宜編著	200元

•實用心理學講座•電腦編號 21

①拆穿欺騙伎倆	多湖輝著	140元
②創造好構想	多湖輝著	140元
③面對面心理術	多湖輝著	160元
④偽裝心理術	多湖輝著	140元
⑤透視人性弱點	多湖輝著	140元
⑥自我表現術	多湖輝著	180元
⑦不可思議的人性心理	多湖輝著	150元
⑧催眠術入門	多湖輝著	150元
⑨責罵部屬的藝術	多湖輝著	150元
⑩精神力	多湖輝著	150元

⑪厚黑說服術	多湖輝著	150元
⑫集中力	多湖輝著	150元
⑬構想力	多湖輝著	150元
⑭深層心理術	多湖輝著	160元
⑮深層語言術	多湖輝著	160元
⑯深層說服術	多湖輝著	180元
⑰掌握潛在心理	多湖輝著	160元
⑱洞悉心理陷阱	多湖輝著	180元
⑲解讀金錢心理	多湖輝著	180元
⑳拆穿語言圈套	多湖輝著	180元
㉑語言的內心玄機	多湖輝著	180元

•超現實心理講座•電腦編號22

①超意識覺醒法	詹蔚芬編譯	130元
②護摩秘法與人生	劉名揚編譯	130元
③秘法！超級仙術入門	陸　明譯	150元
④給地球人的訊息	柯素娥編著	150元
⑤密教的神通力	劉名揚編著	130元
⑥神秘奇妙的世界	平川陽一著	180元
⑦地球文明的超革命	吳秋嬌譯	200元
⑧力量石的秘密	吳秋嬌譯	180元
⑨超能力的靈異世界	馬小莉譯	200元
⑩逃離地球毀滅的命運	吳秋嬌譯	200元
⑪宇宙與地球終結之謎	南山宏著	200元
⑫驚世奇功揭秘	傅起鳳著	200元
⑬啟發身心潛力心象訓練法	栗田昌裕著	180元
⑭仙道術遁甲法	高藤聰一郎著	220元
⑮神通力的秘密	中岡俊哉著	180元
⑯仙人成仙術	高藤聰一郎著	200元
⑰仙道符咒氣功法	高藤聰一郎著	220元
⑱仙道風水術尋龍法	高藤聰一郎著	200元
⑲仙道奇蹟超幻像	高藤聰一郎著	200元
⑳仙道鍊金術房中法	高藤聰一郎著	200元
㉑奇蹟超醫療治癒難病	深野一幸著	220元
㉒揭開月球的神秘力量	超科學研究會	180元
㉓西藏密教奧義	高藤聰一郎著	250元

•養　生　保　健•電腦編號23

①醫療養生氣功	黃孝寬著	250元

②中國氣功圖譜	余功保著	230元
③少林醫療氣功精粹	井玉蘭著	250元
④龍形實用氣功	吳大才等著	220元
⑤魚戲增視強身氣功	宮　嬰著	220元
⑥嚴新氣功	前新培金著	250元
⑦道家玄牝氣功	張　章著	200元
⑧仙家秘傳袪病功	李遠國著	160元
⑨少林十大健身功	秦慶豐著	180元
⑩中國自控氣功	張明武著	250元
⑪醫療防癌氣功	黃孝寬著	250元
⑫醫療強身氣功	黃孝寬著	250元
⑬醫療點穴氣功	黃孝寬著	250元
⑭中國八卦如意功	趙維漢著	180元
⑮正宗馬禮堂養氣功	馬禮堂著	420元
⑯秘傳道家筋經內丹功	王慶餘著	280元
⑰三元開慧功	辛桂林著	250元
⑱防癌治癌新氣功	郭　林著	180元
⑲禪定與佛家氣功修煉	劉天君著	200元
⑳顛倒之術	梅自強著	360元
㉑簡明氣功辭典	吳家駿編	360元
㉒八卦三合功	張全亮著	230元

・社會人智囊・電腦編號 24

①糾紛談判術	清水增三著	160元
②創造關鍵術	淺野八郎著	150元
③觀人術	淺野八郎著	180元
④應急詭辯術	廖英迪編著	160元
⑤天才家學習術	木原武一著	160元
⑥猫型狗式鑑人術	淺野八郎著	180元
⑦逆轉運掌握術	淺野八郎著	180元
⑧人際圓融術	澀谷昌三著	160元
⑨解讀人心術	淺野八郎著	180元
⑩與上司水乳交融術	秋元隆司著	180元
⑪男女心態定律	小田晉著	180元
⑫幽默說話術	林振輝編著	200元
⑬人能信賴幾分	淺野八郎著	180元
⑭我一定能成功	李玉瓊譯	180元
⑮獻給青年的嘉言	陳蒼杰譯	180元
⑯知人、知面、知其心	林振輝編著	180元
⑰塑造堅強的個性	坂上肇著	180元

⑱爲自己而活	佐藤綾子著	180元
⑲未來十年與愉快生活有約	船井幸雄著	180元
⑳超級銷售話術	杜秀卿譯	180元
㉑感性培育術	黃靜香編著	180元
㉒公司新鮮人的禮儀規範	蔡媛惠譯	180元
㉓傑出職員鍛鍊術	佐佐木正著	180元
㉔面談獲勝戰略	李芳黛譯	180元
㉕金玉良言撼人心	森純大著	180元
㉖男女幽默趣典	劉華亭編著	180元
㉗機智說話術	劉華亭編著	180元
㉘心理諮商室	柯素娥譯	180元
㉙如何在公司頭角崢嶸	佐佐木正著	180元
㉚機智應對術	李玉瓊編著	200元

・精選系列・電腦編號 25

①毛澤東與鄧小平	渡邊利夫等著	280元
②中國大崩裂	江戶介雄著	180元
③台灣・亞洲奇蹟	上村幸治著	220元
④7-ELEVEN高盈收策略	國友隆一著	180元
⑤台灣獨立	森　詠著	200元
⑥迷失中國的末路	江戶雄介著	220元
⑦2000年5月全世界毀滅	紫藤甲子男著	180元
⑧失去鄧小平的中國	小島朋之著	220元

・運動遊戲・電腦編號 26

①雙人運動	李玉瓊譯	160元
②愉快的跳繩運動	廖玉山譯	180元
③運動會項目精選	王佑京譯	150元
④肋木運動	廖玉山譯	150元
⑤測力運動	王佑宗譯	150元

・休閒娛樂・電腦編號 27

①海水魚飼養法	田中智浩著	300元
②金魚飼養法	曾雪玫譯	250元
③熱門海水魚	毛利匡明著	元
④愛犬的教養與訓練	池田好雄著	250元

・銀髮族智慧學・電腦編號 28

①銀髮六十樂逍遙	多湖輝著	170元
②人生六十反年輕	多湖輝著	170元
③六十歲的決斷	多湖輝著	170元

・飲 食 保 健・電腦編號 29

①自己製作健康茶	大海淳著	220元
②好吃、具藥效茶料理	德永睦子著	220元
③改善慢性病健康藥草茶	吳秋嬌譯	200元
④藥酒與健康果菜汁	成玉編著	250元

・家庭醫學保健・電腦編號 30

①女性醫學大全	雨森良彥著	380元
②初爲人父育兒寶典	小瀧周曹著	220元
③性活力強健法	相建華著	200元
④30歲以上的懷孕與生產	李芳黛編著	220元
⑤舒適的女性更年期	野末悅子著	200元
⑥夫妻前戲的技巧	笠井寬司著	200元
⑦病理足穴按摩	金慧明著	220元
⑧爸爸的更年期	河野孝旺著	200元
⑨橡皮帶健康法	山田晶著	200元
⑩33天健美減肥	相建華等著	180元
⑪男性健美入門	孫玉祿編著	180元

・心 靈 雅 集・電腦編號 00

①禪言佛語看人生	松濤弘道著	180元
②禪密教的奧秘	葉逯謙譯	120元
③觀音大法力	田口日勝著	120元
④觀音法力的大功德	田口日勝著	120元
⑤達摩禪106智慧	劉華亭編譯	220元
⑥有趣的佛教研究	葉逯謙編譯	170元
⑦夢的開運法	蕭京凌譯	130元
⑧禪學智慧	柯素娥編譯	130元
⑨女性佛教入門	許俐萍譯	110元
⑩佛像小百科	心靈雅集編譯組	130元
⑪佛教小百科趣談	心靈雅集編譯組	120元

⑫佛教小百科漫談	心靈雅集編譯組	150元
⑬佛教知識小百科	心靈雅集編譯組	150元
⑭佛學名言智慧	松濤弘道著	220元
⑮釋迦名言智慧	松濤弘道著	220元
⑯活人禪	平田精耕著	120元
⑰坐禪入門	柯素娥編譯	150元
⑱現代禪悟	柯素娥編譯	130元
⑲道元禪師語錄	心靈雅集編譯組	130元
⑳佛學經典指南	心靈雅集編譯組	130元
㉑何謂「生」　阿含經	心靈雅集編譯組	150元
㉒一切皆空　般若心經	心靈雅集編譯組	150元
㉓超越迷惘　法句經	心靈雅集編譯組	130元
㉔開拓宇宙觀　華嚴經	心靈雅集編譯組	130元
㉕真實之道　法華經	心靈雅集編譯組	130元
㉖自由自在　涅槃經	心靈雅集編譯組	130元
㉗沈默的教示　維摩經	心靈雅集編譯組	150元
㉘開通心眼　佛語佛戒	心靈雅集編譯組	130元
㉙揭秘寶庫　密教經典	心靈雅集編譯組	180元
㉚坐禪與養生	廖松濤譯	110元
㉛釋尊十戒	柯素娥編譯	120元
㉜佛法與神通	劉欣如編著	120元
㉝悟（正法眼藏的世界）	柯素娥編譯	120元
㉞只管打坐	劉欣如編著	120元
㉟喬答摩・佛陀傳	劉欣如編著	120元
㊱唐玄奘留學記	劉欣如編著	120元
㊲佛教的人生觀	劉欣如編譯	110元
㊳無門關（上卷）	心靈雅集編譯組	150元
㊴無門關（下卷）	心靈雅集編譯組	150元
㊵業的思想	劉欣如編著	130元
㊶佛法難學嗎	劉欣如著	140元
㊷佛法實用嗎	劉欣如著	140元
㊸佛法殊勝嗎	劉欣如著	140元
㊹因果報應法則	李常傳編	140元
㊺佛教醫學的奧秘	劉欣如編著	150元
㊻紅塵絕唱	海　若著	130元
㊼佛教生活風情	洪丕謨、姜玉珍著	220元
㊽行住坐臥有佛法	劉欣如著	160元
㊾起心動念是佛法	劉欣如著	160元
㊿四字禪語	曹洞宗青年會	200元
51妙法蓮華經	劉欣如編著	160元
52根本佛教與大乘佛教	葉作森編	180元

㊳大乘佛經	定方晟著	180元
㊴須彌山與極樂世界	定方晟著	180元
㊵阿闍世的悟道	定方晟著	180元
㊶金剛經的生活智慧	劉欣如著	180元

・經 營 管 理・電腦編號 01

◎創新經營管理六十六大計（精）	蔡弘文編	780元
①如何獲取生意情報	蘇燕謀譯	110元
②經濟常識問答	蘇燕謀譯	130元
④台灣商戰風雲錄	陳中雄著	120元
⑤推銷大王秘錄	原一平著	180元
⑥新創意・賺大錢	王家成譯	90元
⑦工廠管理新手法	琪　輝著	120元
⑨經營參謀	柯順隆譯	120元
⑩美國實業24小時	柯順隆譯	80元
⑪撼動人心的推銷法	原一平著	150元
⑫高竿經營法	蔡弘文編	120元
⑬如何掌握顧客	柯順隆譯	150元
⑭一等一賺錢策略	蔡弘文編	120元
⑯成功經營妙方	鐘文訓著	120元
⑰一流的管理	蔡弘文編	150元
⑱外國人看中韓經濟	劉華亭譯	150元
⑳突破商場人際學	林振輝編著	90元
㉑無中生有術	琪輝編著	140元
㉒如何使女人打開錢包	林振輝編著	100元
㉓操縱上司術	邑井操著	90元
㉔小公司經營策略	王嘉誠著	160元
㉕成功的會議技巧	鐘文訓編譯	100元
㉖新時代老闆學	黃柏松編著	100元
㉗如何創造商場智囊團	林振輝編譯	150元
㉘十分鐘推銷術	林振輝編譯	180元
㉙五分鐘育才	黃柏松編譯	100元
㉚成功商場戰術	陸明編譯	100元
㉛商場談話技巧	劉華亭編譯	120元
㉜企業帝王學	鐘文訓譯	90元
㉝自我經濟學	廖松濤編譯	100元
㉞一流的經營	陶田生編著	120元
㉟女性職員管理術	王昭國編譯	120元
㊱ＩＢＭ的人事管理	鐘文訓編譯	150元
㊲現代電腦常識	王昭國編譯	150元

㊳電腦管理的危機	鐘文訓編譯	120元
㊴如何發揮廣告效果	王昭國編譯	150元
㊵最新管理技巧	王昭國編譯	150元
㊶一流推銷術	廖松濤編譯	150元
㊷包裝與促銷技巧	王昭國編譯	130元
㊸企業王國指揮塔	松下幸之助著	120元
㊹企業精銳兵團	松下幸之助著	120元
㊺企業人事管理	松下幸之助著	100元
㊻華僑經商致富術	廖松濤編譯	130元
㊼豐田式銷售技巧	廖松濤編譯	180元
㊽如何掌握銷售技巧	王昭國編著	130元
㊿洞燭機先的經營	鐘文訓編譯	150元
52新世紀的服務業	鐘文訓編譯	100元
53成功的領導者	廖松濤編譯	120元
54女推銷員成功術	李玉瓊編譯	130元
55ＩＢＭ人才培育術	鐘文訓編譯	100元
56企業人自我突破法	黃琪輝編著	150元
58財富開發術	蔡弘文編著	130元
59成功的店舖設計	鐘文訓編著	150元
61企管回春法	蔡弘文編著	130元
62小企業經營指南	鐘文訓編譯	100元
63商場致勝名言	鐘文訓編譯	150元
64迎接商業新時代	廖松濤編譯	100元
66新手股票投資入門	何朝乾 編	200元
67上揚股與下跌股	何朝乾編譯	180元
68股票速成學	何朝乾編譯	200元
69理財與股票投資策略	黃俊豪編著	180元
70黃金投資策略	黃俊豪編著	180元
71厚黑管理學	廖松濤編譯	180元
72股市致勝格言	呂梅莎編譯	180元
73透視西武集團	林谷燁編譯	150元
76巡迴行銷術	陳蒼杰譯	150元
77推銷的魔術	王嘉誠譯	120元
78 60秒指導部屬	周蓮芬編譯	150元
79精銳女推銷員特訓	李玉瓊編譯	130元
80企劃、提案、報告圖表的技巧	鄭 汶 譯	180元
81海外不動產投資	許達守編譯	150元
82八百件的世界策略	李玉瓊譯	150元
83服務業品質管理	吳宜芬譯	180元
84零庫存銷售	黃東謙編譯	150元
85三分鐘推銷管理	劉名揚編譯	150元

㊱推銷大王奮鬥史	原一平著	150元
㊲豐田汽車的生產管理	林谷燁編譯	150元

・成功寶庫・電腦編號 02

①上班族交際術	江森滋著	100元
②拍馬屁訣竅	廖玉山編譯	110元
④聽話的藝術	歐陽輝編譯	110元
⑨求職轉業成功術	陳　義編著	110元
⑩上班族禮儀	廖玉山編著	120元
⑪接近心理學	李玉瓊編著	100元
⑫創造自信的新人生	廖松濤編著	120元
⑭上班族如何出人頭地	廖松濤編著	100元
⑮神奇瞬間瞑想法	廖松濤編譯	100元
⑯人生成功之鑰	楊意苓編著	150元
⑲給企業人的諍言	鐘文訓編著	120元
⑳企業家自律訓練法	陳　義編譯	100元
㉑上班族妖怪學	廖松濤編著	100元
㉒猶太人縱橫世界的奇蹟	孟佑政編著	110元
㉓訪問推銷術	黃靜香編著	130元
㉕你是上班族中強者	嚴思圖編著	100元
㉖向失敗挑戰	黃靜香編著	100元
㉚成功頓悟100則	蕭京凌編譯	130元
㉛掌握好運100則	蕭京凌編譯	110元
㉜知性幽默	李玉瓊編譯	130元
㉝熟記對方絕招	黃靜香編譯	100元
㉞男性成功秘訣	陳蒼杰編譯	130元
㊱業務員成功秘方	李玉瓊編著	120元
㊲察言觀色的技巧	劉華亭編著	180元
㊳一流領導力	施義彥編譯	120元
㊴一流說服力	李玉瓊編著	130元
㊵30秒鐘推銷術	廖松濤編譯	150元
㊶猶太成功商法	周蓮芬編譯	120元
㊷尖端時代行銷策略	陳蒼杰編著	100元
㊸顧客管理學	廖松濤編著	100元
㊹如何使對方說Yes	程　羲編著	150元
㊺如何提高工作效率	劉華亭編著	150元
㊼上班族口才學	楊鴻儒譯	120元
㊽上班族新鮮人須知	程　羲編著	120元
㊾如何左右逢源	程　羲編著	130元
㊿語言的心理戰	多湖輝著	130元

(51)扣人心弦演說術	劉名揚編著	120元
(53)如何增進記憶力、集中力	廖松濤譯	130元
(55)性惡企業管理學	陳蒼杰譯	130元
(56)自我啟發200招	楊鴻儒編著	150元
(57)做個傑出女職員	劉名揚編著	130元
(58)靈活的集團營運術	楊鴻儒編著	120元
(60)個案研究活用法	楊鴻儒編著	130元
(61)企業教育訓練遊戲	楊鴻儒編著	120元
(62)管理者的智慧	程　義編譯	130元
(63)做個佼佼管理者	馬筱莉編譯	130元
(64)智慧型說話技巧	沈永嘉編譯	130元
(66)活用佛學於經營	松濤弘道著	150元
(67)活用禪學於企業	柯素娥編譯	130元
(68)詭辯的智慧	沈永嘉編譯	150元
(69)幽默詭辯術	廖玉山編譯	150元
(70)拿破崙智慧箴言	柯素娥編譯	130元
(71)自我培育・超越	蕭京凌編譯	150元
(74)時間即一切	沈永嘉編譯	130元
(75)自我脫胎換骨	柯素娥譯	150元
(76)贏在起跑點—人才培育鐵則	楊鴻儒編譯	150元
(77)做一枚活棋	李玉瓊編譯	130元
(78)面試成功戰略	柯素娥編譯	130元
(79)自我介紹與社交禮儀	柯素娥編譯	150元
(80)說NO的技巧	廖玉山編譯	130元
(81)瞬間攻破心防法	廖玉山編譯	120元
(82)改變一生的名言	李玉瓊編譯	130元
(83)性格性向創前程	楊鴻儒編譯	130元
(84)訪問行銷新竅門	廖玉山編譯	150元
(85)無所不達的推銷話術	李玉瓊編譯	150元

・處 世 智 慧・電腦編號03

①如何改變你自己	陸明編譯	120元
⑥靈感成功術	譚繼山編譯	80元
⑧扭轉一生的五分鐘	黃柏松編譯	100元
⑩現代人的詭計	林振輝譯	100元
⑫如何利用你的時間	蘇遠謀譯	80元
⑬口才必勝術	黃柏松編譯	120元
⑭女性的智慧	譚繼山編譯	90元
⑮如何突破孤獨	張文志編譯	80元
⑯人生的體驗	陸明編譯	80元

⑰微笑社交術	張芳明譯	90元
⑱幽默吹牛術	金子登著	90元
⑲攻心說服術	多湖輝著	100元
⑳當機立斷	陸明編譯	70元
㉑勝利者的戰略	宋恩臨編譯	80元
㉒如何交朋友	安紀芳編著	70元
㉓鬥智奇謀（諸葛孔明兵法）	陳炳崑著	70元
㉔慧心良言	亦　奇著	80元
㉕名家慧語	蔡逸鴻主編	90元
㉗稱霸者啟示金言	黃柏松編譯	90元
㉘如何發揮你的潛能	陸明編譯	90元
㉙女人身態語言學	李常傳譯	130元
㉚摸透女人心	張文志譯	90元
㉛現代戀愛秘訣	王家成譯	70元
㉜給女人的悄悄話	妮倩編譯	90元
㉞如何開拓快樂人生	陸明編譯	90元
㉟驚人時間活用法	鐘文訓譯	80元
㊱成功的捷徑	鐘文訓譯	70元
㊲幽默逗笑術	林振輝著	120元
㊳活用血型讀書法	陳炳崑譯	80元
㊴心　燈	葉于模著	100元
㊵當心受騙	林顯茂譯	90元
㊶心・體・命運	蘇燕謀譯	70元
㊷如何使頭腦更敏銳	陸明編譯	70元
㊸宮本武藏五輪書金言錄	宮本武藏著	100元
㊺勇者的智慧	黃柏松編譯	80元
㊼成熟的愛	林振輝譯	120元
㊽現代女性駕馭術	蔡德華著	90元
㊾禁忌遊戲	酒井潔著	90元
52摸透男人心	劉華亭編譯	80元
53如何達成願望	謝世輝著	90元
54創造奇蹟的「想念法」	謝世輝著	90元
55創造成功奇蹟	謝世輝著	90元
57幻想與成功	廖松濤譯	80元
58反派角色的啟示	廖松濤編譯	70元
59現代女性須知	劉華亭編著	75元
62如何突破內向	姜倩怡編譯	110元
64讀心術入門	王家成編譯	100元
65如何解除內心壓力	林美羽編著	110元
66取信於人的技巧	多湖輝著	110元
67如何培養堅強的自我	林美羽編著	90元

⑱自我能力的開拓	卓一凡編著	110元
⑳縱橫交涉術	嚴思圖編著	90元
㉑如何培養妳的魅力	劉文珊編著	90元
㉒魅力的力量	姜倩怡編著	90元
㉕個性膽怯者的成功術	廖松濤編譯	100元
㉖人性的光輝	文可式編著	90元
㉙培養靈敏頭腦秘訣	廖玉山編著	90元
㉚夜晚心理術	鄭秀美編譯	80元
㉛如何做個成熟的女性	李玉瓊編著	80元
㉜現代女性成功術	劉文珊編著	90元
㉝成功說話技巧	梁惠珠編譯	100元
㉞人生的真諦	鐘文訓編譯	100元
㉟妳是人見人愛的女孩	廖松濤編著	120元
㊲指尖・頭腦體操	蕭京凌編譯	90元
㊳電話應對禮儀	蕭京凌編著	120元
㊴自我表現的威力	廖松濤編譯	100元
㊵名人名語啟示錄	喬家楓編著	100元
㊶男與女的哲思	程鐘梅編譯	110元
㊷靈思慧語	牧　風著	110元
㊸心靈夜語	牧　風著	100元
㊹激盪腦力訓練	廖松濤編譯	100元
㊺三分鐘頭腦活性法	廖玉山編譯	110元
㊻星期一的智慧	廖玉山編譯	100元
㊼溝通說服術	賴文琇編譯	100元

・健康與美容・電腦編號 04

③媚酒傳（中國王朝秘酒）	陸明主編	120元
⑤中國回春健康術	蔡一藩著	100元
⑥奇蹟的斷食療法	蘇燕謀譯	130元
⑧健美食物法	陳炳崑譯	120元
⑨驚異的漢方療法	唐龍編著	90元
⑩不老強精食	唐龍編著	100元
⑫五分鐘跳繩健身法	蘇明達譯	100元
⑬睡眠健康法	王家成譯	80元
⑭你就是名醫	張芳明譯	90元
⑮如何保護你的眼睛	蘇燕謀譯	70元
⑲釋迦長壽健康法	譚繼山譯	90元
⑳腳部按摩健康法	譚繼山譯	120元
㉑自律健康法	蘇明達譯	90元
㉓身心保健座右銘	張仁福著	160元

㉔腦中風家庭看護與運動治療	林振輝譯	100元
㉕秘傳醫學人相術	成玉主編	120元
㉖導引術入門(1)治療慢性病	成玉主編	110元
㉗導引術入門(2)健康・美容	成玉主編	110元
㉘導引術入門(3)身心健康法	成玉主編	110元
㉙妙用靈藥・蘆薈	李常傳譯	150元
㉚萬病回春百科	吳通華著	150元
㉛初次懷孕的10個月	成玉編譯	130元
㉜中國秘傳氣功治百病	陳炳崑編譯	130元
㉟仙人長生不老學	陸明編譯	100元
㊱釋迦秘傳米粒刺激法	鐘文訓譯	120元
㊲痔・治療與預防	陸明編譯	130元
㊳自我防身絕技	陳炳崑編譯	120元
㊴運動不足時疲勞消除法	廖松濤譯	110元
㊵三溫暖健康法	鐘文訓編譯	90元
㊸維他命與健康	鐘文訓譯	150元
㊺森林浴—綠的健康法	劉華亭編譯	80元
㊼導引術入門(4)酒浴健康法	成玉主編	90元
㊽導引術入門(5)不老回春法	成玉主編	90元
㊾山白竹(劍竹)健康法	鐘文訓譯	90元
㊿解救你的心臟	鐘文訓編譯	100元
51牙齒保健法	廖玉山譯	90元
52超人氣功法	陸明編譯	110元
54借力的奇蹟(1)	力拔山著	100元
55借力的奇蹟(2)	力拔山著	100元
56五分鐘小睡健康法	呂添發撰	120元
57禿髮、白髮預防與治療	陳炳崑撰	120元
59艾草健康法	張汝明編譯	90元
60一分鐘健康診斷	蕭京凌編譯	90元
61念術入門	黃靜香編譯	90元
62念術健康法	黃靜香編譯	90元
63健身回春法	梁惠珠編譯	100元
64姿勢養生法	黃秀娟編譯	90元
65仙人瞑想法	鐘文訓譯	120元
66人蔘的神效	林慶旺譯	100元
67奇穴治百病	吳通華著	120元
68中國傳統健康法	靳海東著	100元
71酵素健康法	楊　皓編譯	120元
73腰痛預防與治療	五味雅吉著	130元
74如何預防心臟病・腦中風	譚定長等著	100元
75少女的生理秘密	蕭京凌譯	120元

⑯頭部按摩與針灸	楊鴻儒譯	100元
⑰雙極療術入門	林聖道著	100元
⑱氣功自療法	梁景蓮著	120元
⑲大蒜健康法	李玉瓊編譯	100元
⑧健胸美容秘訣	黃靜香譯	120元
⑧鍺奇蹟療效	林宏儒譯	120元
⑧三分鐘健身運動	廖玉山譯	120元
⑧尿療法的奇蹟	廖玉山譯	120元
⑧神奇的聚積療法	廖玉山譯	120元
⑧預防運動傷害伸展體操	楊鴻儒編譯	120元
⑧五日就能改變你	柯素娥譯	110元
⑧三分鐘氣功健康法	陳美華譯	120元
⑨道家氣功術	早島正雄著	130元
⑨氣功減肥術	早島正雄著	120元
⑨超能力氣功法	柯素娥譯	130元
⑨氣的瞑想法	早島正雄著	120元

•家庭／生活• 電腦編號05

①單身女郎生活經驗談	廖玉山編著	100元
②血型・人際關係	黃靜編著	120元
③血型・妻子	黃靜編著	110元
④血型・丈夫	廖玉山編譯	130元
⑤血型・升學考試	沈永嘉編譯	120元
⑥血型・臉型・愛情	鐘文訓編譯	120元
⑦現代社交須知	廖松濤編譯	100元
⑧簡易家庭按摩	鐘文訓編譯	150元
⑨圖解家庭看護	廖玉山編譯	120元
⑩生男育女隨心所欲	岡正基編著	160元
⑪家庭急救治療法	鐘文訓編著	100元
⑫新孕婦體操	林曉鐘譯	120元
⑬從食物改變個性	廖玉山編譯	100元
⑭藥草的自然療法	東城百合子著	200元
⑮糙米菜食與健康料理	東城百合子著	180元
⑯現代人的婚姻危機	黃　靜編著	90元
⑰親子遊戲　0歲	林慶旺編譯	100元
⑱親子遊戲　1～2歲	林慶旺編譯	110元
⑲親子遊戲　3歲	林慶旺編譯	100元
⑳女性醫學新知	林曉鐘編譯	130元
㉑媽媽與嬰兒	張汝明編譯	180元
㉒生活智慧百科	黃　靜編譯	100元

國家圖書館出版品預行編目資料

40歲以後的骨質疏鬆症／林泰史著，沈永嘉譯，
—初版，—臺北市，大展，民86
面；　公分，—（健康天地；73）
譯自：40歳からの骨粗しょう症
ISBN 957-557-714-0（平裝）

1.骨骼—疾病

416.252　　86005357

40-SAIKARANO KOTSUSOSHOUSHOU TAISAKU by Yasufumi Hayashi
Copyright ©1995 by Yasufumi Hayashi
All rights reserved
First published in Japan in 1995 by Kodansha Ltd.
Chinese translation rights arranged with Kodansha Ltd.
through Japan Foreign-Rights Centre/ Hongzu Enterprise Co., Ltd.

版權仲介：宏儒企業有限公司

【版權所有・翻印必究】

40歲以後的骨質疏鬆症

ISBN 957-557-714-0

原著者／林 泰 史
編譯者／沈 永 嘉
發行人／蔡 森 明
出版者／大展出版社有限公司
社址／台北市北投區（石牌）致遠一路二段12巷1號
電話／(02) 8236031・8236033
傳眞／(02) 8272069
郵政劃撥／0166955－1
登記證／局版臺業字第2171號
承印者／高星企業有限公司
裝訂／日新裝訂所
排版者／千兵企業有限公司
電話／(02) 8812643
初版1刷／1997年（民86年）6月

定價／180元

●本書若有破損缺頁敬請寄回本社更換●

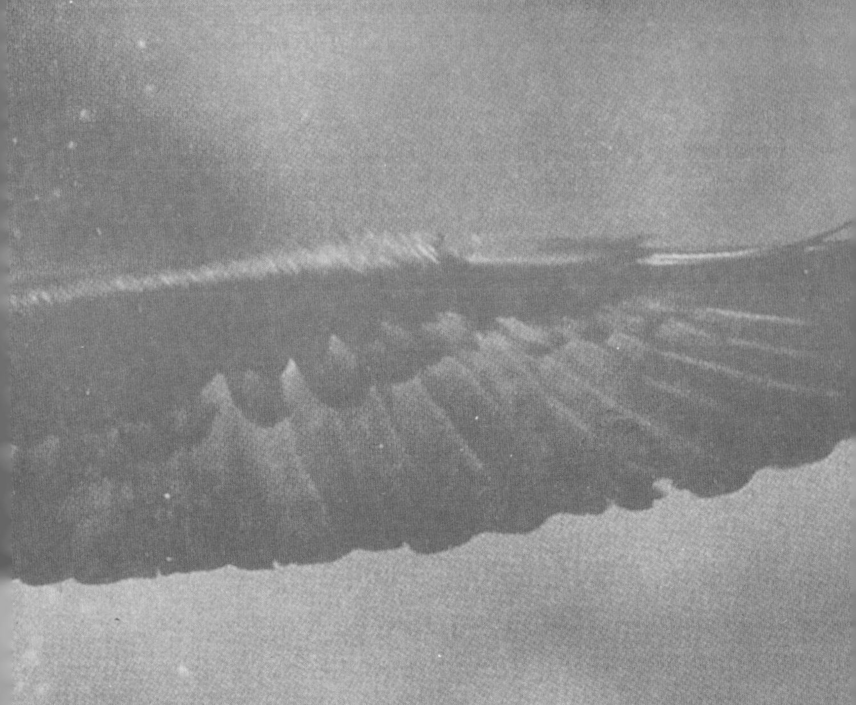

大展好書 好書大展